人生の基盤は妊娠中から3歳までに決まる

人生でいちばん大切な
3歳までの育て方

小児科医師・
福岡新水巻病院周産期センター長
白川嘉継

東洋経済新報社

はじめに

★人生の基盤は妊娠中から3歳までに決まる
――7か月健診のときに、思春期以降の発達はある程度予測できる

「人生の基盤は妊娠中から3歳までに決まる」

これは、新生児医療に25年以上たずさわり、小児科医としても多くの子どもたちと接してきた私の持論です。

私がセンター長をつとめる福岡新水巻《みずまき》病院周産期センターは、365日、24時間体制で、母子の救急救命体制を備えています。

周産期とは、出産を中心に妊娠後期から新生児早期の時期のことで、周産期センターにはさまざまな理由で緊急状態にある妊婦さんが運ばれてきます。

母子ともに生命の危険がともなう出産も決して珍しくありません。しかし、近年の医療

の進歩はめざましく、なかでも日本の新生児医療は世界のトップクラスなので、ほとんどの赤ちゃんは生き延びます。

たとえ出生時体重が500グラム未満でも、新生児特定集中治療室（NICU）に入院し適切なケアを受ければ、標準体重で生まれた赤ちゃんと変わりない発育ができるようになってきています。

無事にこの世に誕生し、周産期センターを退院したお母さんと赤ちゃんとも、しばらくのあいだはお付き合いすることになります。のちの乳幼児健診、小児科健診でその発育を見守ることになるからです。

そうして25年以上にわたり、小児科医として赤ちゃんや子どもたちと接するうちに、発達のルールともいえるような、いくつもの共通点を目の当たりにしてきました。

それが冒頭でも紹介した「人生の基盤は妊娠中から3歳までに決まる」ということです。

本文で詳しく解説していきますが、**私は7か月健診のときの赤ちゃんの様子を見れば、その子が思春期以降にどのような子に育つのか、ある程度は予測ができると思うようになりました。**

そして、**思春期以降の発達の差は、じつは3歳までの養育環境によるところが大きい**ということに確信を得ていったのです。

★脳は3歳までに約80%が完成する

ヒトの発達には、個体差はあれ、ある程度の共通する段階があります。

私たちの身体および情動をつかさどる「脳」は、胎児期から3歳までに約80パーセントが完成するといわれています。

次ページの「**図表0◆1、図表0◆2**」をご覧ください。

出生後の脳重量の増加曲線で見ると、5歳ごろまでに急速な増加が見られ、重要な基盤となる部分（すなわち脳）は早期に完成することがわかります。

3歳までの時期は、まさに、触れるもの見るもののすべてを吸収していく時期です。3歳までにつくられた脳が、その後の人生を生きていくための基盤になります。

ヒトは、これから生まれ育つであろう環境に体と心が適応できるよう、胎児期から準備が始まっています。寒冷地で生まれ育てば、寒さへの耐性がつきます。暖かい土地であれば、逆のことが起こります。

たとえば、**クーラーのきいた部屋で育った子どもは、体温調節が苦手になることがわかっています。**私には2人の息子、2人の娘の4人の子どもがいますが、末娘だけはクーラーのきいた部屋で育てたので、熱中症にかかりやすい体質になってしまいました。

［図表0◆1］
脳の大きさの比較——脳は内臓組織よりも先に完成する

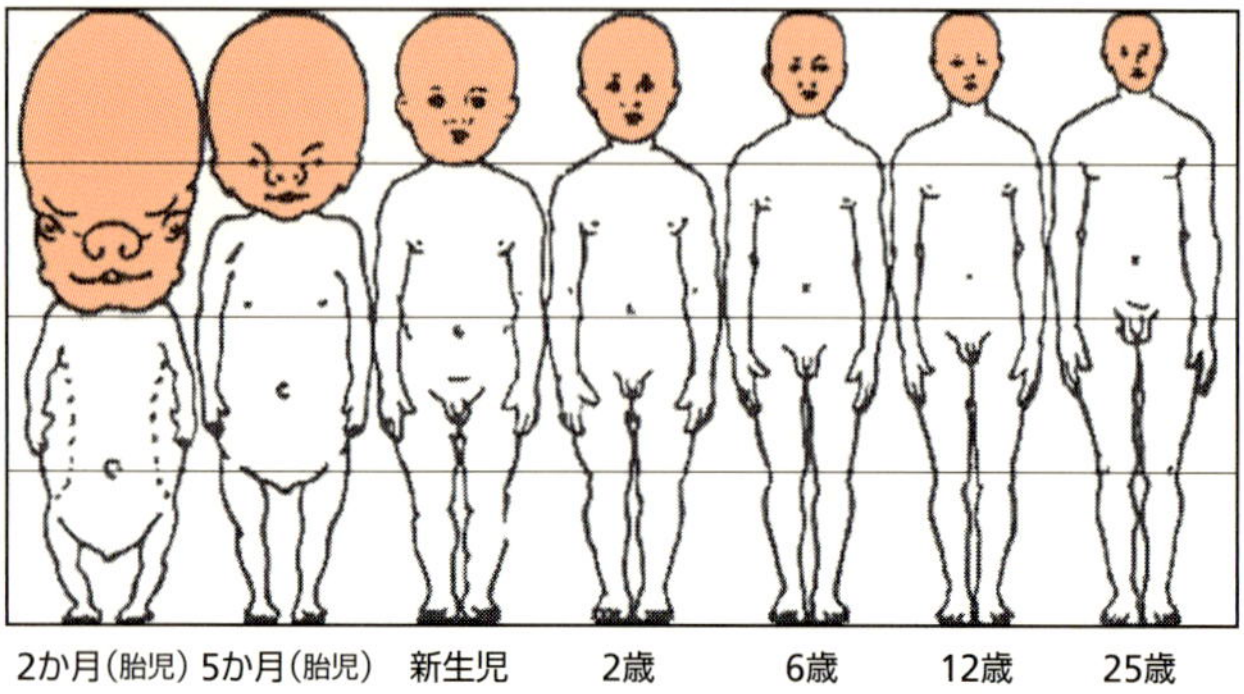

出所：Lowrey,G.H.,*Growth and Development of children. 6th ed.*,
Year Book Med Pub., Chicago.1973.

［図表0◆2］
ヒトの一生における脳の重さの変化

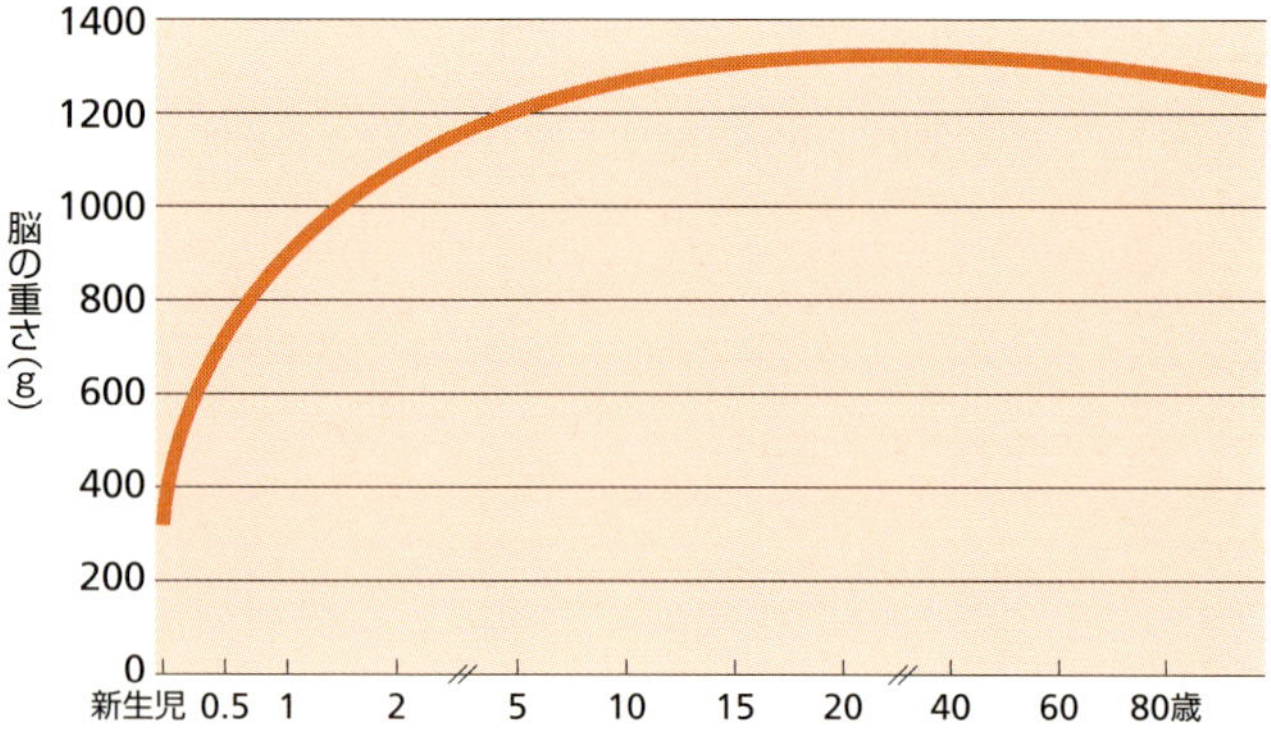

熱中症は以前は、北半球の涼しい土地で育った人々に多い症状でしたが、日本では1980年以降に生まれた子どもたちに多く見られるようになりました。

熱中症になりにくい体にするためには、2歳6か月までに暑さを経験させることが重要になります。汗をかくための能動汗腺の数は、2歳半までにいかに暑さを経験したかによって決まるからです。赤道直下で生まれ育つと、白人でも有効に汗をかくことができ、熱中症にはなりにくくなります。

第1章で詳しく説明しますが、あらゆる身体的な運動の学習には「敏感期」といわれる適切な時期があります。敏感期に身についたことはなかなか忘れることがなく、ほぼ一生にわたって影響するのです。

★「心」も3歳までに基盤が出来上がる

同じように、情動の発達も、幼少期の環境がとても色濃く影響するといわれています。**たくさん抱っこされ、心地よさを与えられて育つと、自身も他者と触れ合い、心地よさを与えることができるようになります。**逆に、戦地で生まれ育てば、他者を攻撃したりされたりしても動じないよう、脳は心を変化させます。

なぜ、このような変化が起こるのでしょうか。

それは、人間は生まれ落ちた場所の環境条件や、その時代の常識や価値観に適応できなければ、生きていくことが困難になるからです。

じつはこの変化は、胎児期から始まっています。赤ちゃんは、母親の日常生活や感情の変化を、胎盤を通して敏感に察知して、外界を知るのです。

そして出生後、急速に発達していく脳は、その環境に順応していきます。

なかでも、古い脳といわれる「大脳辺縁系《へんえんけい》」は出生後に急発達し、3歳ごろまでの時期にかなり完成に近づきます。

脳の「大脳辺縁系」という部分には、喜怒哀楽などの感情に関わる「扁桃体《へんとうたい》」や、学習能力やストレス耐性に関わる「海馬《かいば》」が存在します。

これらは、ふだん私たちが「心」と呼んでいるような、情動をつかさどる中枢です。

すなわち、**私たちの「心」が育まれる作業も、脳がつくられる胎児期のごく初期から始まり、3歳ごろまでにほぼその基盤が出来上がるといえるのです。**

★「女性脳」と「母性脳」

このように、近年の脳科学や心理学分野の研究の発達により、それまで医療従事者や助産師たちの経験則でしかなかった事象が、科学的に説明できるようになってきました。

そこで証明されていく事実は、私がこれまでに出会ってきた多くの母子の関係と合致するものでもありました。

たとえば、私が長年感じてきたのは、子どもの成長における母親の重要性です。

脳は、胎児期には胎盤を通じて与えられる栄養、幼少期には母乳や食物から与えられる栄養を養分にするほか、五感で刺激を受けることで発達していきます。

そうした脳に必要な刺激の中でも最も重要なのが、母親とのふれあいです。

胎児期にあっても、母親の感情の変化がダイレクトに赤ちゃんに伝わっています。**母親が恐怖や過度のストレスを感じると、お腹の中の赤ちゃんの発育に著しい影響を及ぼすことがわかっています。**

つまり、子育ては妊娠中から始まっているといえるのです。

そこで本書では、次のように発達の段階を分けて、それぞれの時期に最も必要なことや注意事項を説明しています。

◎胎芽期（妊娠8週未満）
◎胎児期（妊娠8週以降）
◎出生直後から生後2か月まで
◎3か月から5か月まで
◎6か月から1歳まで
◎1歳から2歳まで
◎2歳から3歳まで
◎3歳以降

また、**子どもが健やかに育つためには、お母さん自身が「女性脳」から「母性脳」に変化する必要があります。**

詳しい説明は本文に譲りますが、出産前に「女性脳」だった脳は、陣痛、分娩、母乳育児を経験することにより、脳内物質が分泌され、「母性脳」に変化します。

女性が「母性脳」に変わると、自分よりも誰よりも子どもを優先するようになります。

また、育児が楽しくて仕方なくなります。

逆に、何らかの理由で「母性脳」になれないままだと、育児を必要以上につらいものだと感じたり、子どもの世話をすることが苦痛になったりすることもあります。近年、育児ノイローゼや育児放棄、乳幼児虐待などの事件が増えている背景には、「母性脳」になれていない母親が増えていることがあるように思えてなりません。

母親は、私たちの心と体に非常に大きな影響を与える存在です。そのため本書では、この「女性脳」「母性脳」の説明にも多くのページを使いました。

★「大丈夫かな……」と思う人は大丈夫

近年、子育てに関して、さまざまな情報が飛び交っています。

子どもが健やかに育つために何が必要か、子どもの幸せのために何ができるのかを模索して、さまざまな情報を集めている親御さんも少なくないと思います。

ここまで読んでくださったお母さん、お父さんの中には、「うちは大丈夫かしら……」と不安になった方もいらっしゃるかもしれません。その方たちには、「あなたはきっと大丈夫ですよ」「もしいまお子さんの発達に思うことがあったとしても、適切に向き合えば、きっといい方向に向かいますよ」と申し上げたいと思います。

むしろ危険なのは、自信満々に自分は正しいことをしていると思っている親御さんです。

「不適切な養育」をしていながら気づかずに過ごしている方は、間違いを指摘されると、自分が責められていると思って攻撃的になることがあります。

実際に病院の外来にいらっしゃる患者さんを見ていても、かなり大きな問題を抱えている方、継続治療の必要を感じる方ほど、通院を途中でやめてしまいます。

ですから、私は本書を、子育て世代の親御さん以外にも、赤ちゃんや子どもと関わる多くの方に読んでいただきたいと思って書きました。

◎子どもの幸せを願う親御さん、家族の方
◎養育施設の世話人の方や、里親さん
◎助産師さん、保育士さんなど、子どもと関わる仕事をしている方
◎教育機関などで、子どもと接する機会の多い方

乳幼児の子育ては、母と子の閉じた空間でおこなわれることが多いものです。よその母子と比較することなく、母親はそれがたとえ間違った形であっても、自分が育てられたのと同じような子育てをしてしまいがちです。

また、間違っていることに気がついても、それを認め向き合う力が足りないことも少なくありません。

だからこそ、当事者の親子だけでなく、まわりにいる多くの方々に知っておいてほしいのです。

「どのような育て方が、子どもの心を豊かに育むのか」

「親のどのような言動が、子どもにどんな影響を与えるのか」

また、反面教師にしていただく意味で、よくない影響についても説明に紙幅を割きました。

子どもの人生の基盤づくりとして必要な愛着の形成に主眼を置きつつ、悩んでいるお母さんが自分を癒し、子どもを愛せるようになるための道しるべも示していきたいと思っています。

人生の基盤は妊娠中から3歳までに決まる――［目次］

第3章 上手な子育ての第一歩は「女性脳」を「母性脳」に変えること 71

第5章 脳の発達に合わせた0歳から2歳までの育て方、11のコツ 135

ブックデザイン／上田宏志［ゼブラ］
DTP／クールインク＋ゼブラ

第1章

なぜ人生の基盤は3歳までに決まるのか？

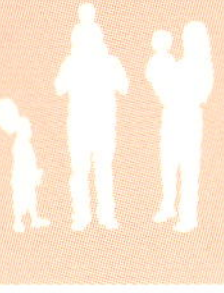

★★★

赤ちゃんのすごい五感
——赤ちゃんは生まれたときから、すごい力をもっている

意外に知られていないことですが、赤ちゃんは、生物学的に必要な機能をほぼ備えて生まれてきます。

まずはそのことから説明したいと思います。

たとえば赤ちゃんの五感は、生まれた瞬間より、次のように発達していきます。

★聴覚——生まれたときには80パーセント完成している

感覚器のうち、最も完成度が高いのは聴覚です。

言語野の発達は在胎30週ごろから始まり、まずは母親の声を聴きながら、**出生時には**

ほぼ80パーセントが完成しています。

ある研究では、生後わずか数時間の赤ちゃんが、母国語と外国語を聞き分けられることが明らかにされています。

★嗅覚――母乳のにおいをかぎ分けている

嗅覚も鋭く、新生児の嗅覚は、一般的なにおいに対しては成人とほぼ同等と考えられています。

母子同室にしていると、6~10日で自分の母親の母乳と、ほかの人の母乳のにおいをかぎ分けます。 2つの乳汁をしみこませたガーゼを置くと、赤ちゃんは自分の母親の母乳のほうを向きます。

また、生まれてすぐの赤ちゃんを母親の胸の上に置くと、30分ほど時間をかけてモソモソと動きながら、母親のお乳を吸いにいきます。清浄綿《せんじょうめん》で乳輪を拭くとこの現象はあらわれにくいことから、この行動は乳輪のモントゴメリー腺から分泌される物質をかぐことによる効果と考えられています。

無痛分娩をすると嗅覚が鈍るようですが、麻酔薬の量を微妙に調節して、嗅覚がマヒしないようにできる医師もいます。

★視覚――生まれたての視力は０・０３だが、コントラストはわかる

視覚はまだ完成には遠く、**生まれたときの視力は０・０３程度**です。20～30センチのところにしか焦点が合わず、単焦点レンズのような状態です。

しかし、**コントラストの強弱はわかる**ようです。

焦点の合う20～30センチの距離に顔を近づけると、白黒のコントラストがはっきりした目を見ます。そのままじっと目を合わせると、追視します。追視は生まれた直後から起こります。

赤ちゃんを産んだお母さんの乳頭が色素沈着して色が濃くなると、赤ちゃんは視覚でも見つけやすくなります。

★触覚――お腹の中でも指しゃぶりをしている

触覚は、五感の中で最も早く発達することが知られています。

在胎9週ごろから、お母さんのお腹の中で、指を口に入れたり、顔や身体、臍帯《さいたい》（へその緒のこと）に触れたりしています。触れる場所は、頭部から足のほうに移動していきます。

指しゃぶりは、触れることと触れられることが同時におこなわれる大切な触覚刺激です。

胎児エコーで胎児が指しゃぶりをしている画像も見られ、生まれたときにはすでに、口で吸うことによる腕の水疱《すいほう》が見られることもあります。**ちなみに胎児は80パーセントの確率で、利き手をしゃぶります。**

出生後も、何でも口で触れようとする時期が長く続きます。

★味覚――苦味の感度は成人の約2倍

味覚に関しては、本能的に甘いものを好み、苦いものを嫌います。

甘いものは栄養価の高い、生体にとって有益なものであり、苦いものは生体にとって有害なものだと判断するからです。

生後2時間の新生児の舌に、甘いものと苦いものをのせてみると、甘いものをのせられるとリラックスした顔をし、苦いものをのせると、いやそうな表情をします。**生まれながらに味に見合った表情を示すことがわかっています。**このことから、いやな表情は学習して身につくものではなく生得的なものだということがわかります。

また、**新生児は、成人の倍の感度で苦味を識別できるという調査結果もあります。**

自然界では、毒を識別する感覚が生きるために必要だからです。

しかし、この味覚反応は、成人が大脳皮質で感じる反応とは異なり、生きることに必要な機能をもつ脳幹由来の反応です。そのため、生後3〜5か月で弱くなっていきます。

★★★
新生児は、摂取エネルギーの3分の2が脳の発達に使われる

このように、赤ちゃんは高い能力をもって生まれてきます。

人間の進化の歴史はおよそ200万年といわれていますが、200万年前に生まれた赤ちゃんも、現代社会に生まれてくる赤ちゃんも、もって生まれるその機能自体は大きく変わっていないものと思われます。

いまのように恵まれた時代ではなく、つねに死と隣り合わせの時代であればなおさら、母親が守ってくれなければ生きていけなかったことでしょう。

だから赤ちゃんは、涙ぐましい努力をして自分を守ってくれる存在である母親にしがみつかなければなりません。

事実、大きな脳をもつヒトの子どもは、若年であればあるほど脳の占める割合が大きく、その成長速度も速いために、大量のエネルギーを必要とします。

新生児では、摂取したエネルギーの約3分の2が脳の発達に使われます。

脳が成熟するためにはエネルギーの補給が重要であり、カロリー不足による頭囲成長の遅れは、時として発達の遅れにつながります。

なかでも、とくに爆発的にエネルギーを必要とするのは、次の時期です。

◎胎生20週前後　神経細胞数の増加によるDNA増加の第1ピーク
◎出生2か月前後　神経細胞数の増加によるDNA増加の第2ピーク
◎出生6か月前後　脳内で細胞成分として重要なコレステロール増加のピーク

これらの時期の栄養不足は脳の発達を阻害します。お母さんはこの時期、とくに栄養のバランスを崩したり、栄養失調に陥らないように細心の注意が必要です。

なお、**母乳には、赤ちゃんの脳の発達にとって最適な成分が含まれています。**

人工ミルクで育った子どもと母乳で育った子どもを比較した学齢期の研究報告によると、母乳栄養のほうがＩＱが5～10ポイントも高くなるという報告もあります。

★★★

幼児期以降に同じように育てられたとしても

多くの場合、記憶がはっきり残るのは5歳以降ですが、それ以前の幼児期の記憶は、表層的に思い出すことがなくても、深層意識に刻み込まれ、のちのちまで色濃く残ります。

よく、子どものころに覚えたことはなかなか忘れないといいますね。

たとえば、外国語の習得などがいい例です。

私たち日本人は、大人になってから英語を勉強しても、なかなかヒアリングが上達しませんが、それは乳幼児期に、脳神経の中にある、英語を聞き分ける能力を使っていなかったからです。

日本語は視覚言語で、発音の元の音節は100程度です。しかし、聴覚言語の英語は4000以上にも及ぶといわれています。

英語圏の子どもたちは幼少期から日常的にそれらに触れているため、簡単に聞き分けることができますが、素地のない日本人には難しいことだといえるのです。

現在は「新生児聴覚スクリーニング」と呼ばれる聴覚検査制度が導入され、ほぼすべての新生児が、産科や助産院入院中に聴覚検査を受けることになっています。

その検査で聴覚異常が発見されたとしても、生後6か月ごろまでに補聴器を装着して療育すれば、のちの言語学習の到達度が大きく変わることが報告されています。高度難聴は遅くとも1歳半までに発見し、治療を開始できなければ、言語発達が望めなくなります。

聴覚スクリーニングが始まったことで、高度難聴の早期発見・早期療育が可能となり、言語発達の遅れは減っています。

また、斜視《しゃし》などの視覚異常に関しても、早期トレーニングが有効なことがわかっています。生後6か月ごろに発見して、専門医の受診と療育を開始すれば、改善する見込みは高くなります。

★★★ 「性格」も脳の働きによってつくられる

このように、**あらゆる身体的な運動の学習には「敏感期」といわれる適切な時期があります。敏感期に身についたことはなかなか忘れることがなく、ほぼ一生にわ**

たって影響します。

それと同じように、乳幼児期に適切な育てられ方をした子どもと、そうでない子どもでは、その後の人生の難易度がまったく違うものになります。もし幼児期以降は同じような環境で育てられたとしても、ふたりの発達には大きな差が出てしまうのです。

たとえば、**人の表情を読む能力は、生後6か月のころが発達のピークです。**

6か月の赤ちゃんはサルの顔の区別ができますが、9か月児以降になると、見分けることが難しくなります。

6か月の赤ちゃんは、母親に抱かれ、母親のわずかな顔の変化を眺めながら、「こんな顔のときにはこんな抱っこの仕方をする、こんな話し方をする」と学習しているのです。

逆にいうと、最も敏感なこの時期に放置されてしまうと、他人の表情の違いを見分けるトレーニングが十分にできず、表情からその人の気持ちを察する能力が十分育たない可能性もあります。

脳細胞の中には、「ミラーニューロン」という神経細胞があります。

ミラーニューロンは、目の前にいる人の言動を脳内で自分のことのようにシミュレートする、「物マネ細胞」「共感細胞」と呼ばれる神経細胞です。

このミラーニューロンが機能することにより、ヒトはマネをして発達します。生後6か月ごろの時期に保護者がさまざまな表情を見せ、ミラーニューロンを通して共感するトレーニングがなされれば、子どもの共感能力が豊かに育まれます。

映画を観て登場人物に感情移入し、幸せそうに笑っている人を見てほほ笑ましい気持ちになり、悲しい場面でもらい泣きしてしまうような、豊かな感情をもった人間に成長していきます。

逆に、ミラーニューロンが使われないまま敏感期を過ごしてしまった子どもは、人の気持ちを想像して共感することが不得手になってしまうでしょう。

このように、**私たちがふだん「性格」といっている事象も、じつは脳神経細胞の働きで説明できる部分が増えてきているのです。**

真っ白なスポンジのような赤ちゃんの脳は、この時期に最も強く「生きる方法」「考え方」の下地をつくり上げます。

脳が出来上がっていくこの期間をどう過ごすか。

それがいかに大切なことか、おわかりいただけるのではないでしょうか。

「3歳児神話」は一理ある

「3歳児神話」という言葉をみなさんも聞いたことがあると思います。「子どもは生まれてから3歳になるまでは、母親とずっと一緒にいたほうがいい」という説です。

「3歳児神話」の3歳は数えの3歳なので、完全な助けを必要とする満2歳と考えたほうがいいでしょう。

2歳というのは、赤ちゃんの歯が生えそろう時期です。

経済や医学が発展する以前、歯が生えそろう2歳になる前に母親が亡くなると、子どもが生きていけない時代が長く続きました。

歯が生えそろえば、母親がいなくなってもほかの養育者から食べ物を分け与えられ、なんとか生き延びることができます。

しかし、歯の生えそろう2歳までの時期は、自分をつねに見ていてくれる保護者の「完全な助け」が必要になります。

そもそも人間の赤ちゃんは、ほかのほ乳類と違って、生まれてから自分で生きていけるようになるまでの期間が非常に長いという特徴があります。

標準的な十月十日《とつきとおか》（40週、280日）の妊娠期間で生まれたとしても、**「人間は1年早産で生まれると考えたほうがいい」**といわれるほどです。

もちろん、要所要所で適切なケアをしていくことができれば、「四六時中そばにいる」必要はないかもしれません。また、ケアする人間が「母親」でなくても、代理母のような存在の誰かがきちんと守ることができれば、赤ちゃんはストレス少なく育ちます。

ただし、**妊娠中や分娩直後のふれあいと、乳幼児期の母乳育児によるコミュニケーションに関しては、母親にしかできない部分も少なくありません。**

「3歳児神話」をむやみに信奉して一喜一憂することはありませんが、「『3歳児神話』なんてデタラメだから、預けているあいだは子どものことを忘れて仕事をしていても大丈夫」と開き直ってしまうのも大きな間違いです。

★★★ 母親が目の前からいなくなるだけで、乳児は恐怖を覚える

実際に、こんな研究データがあります。

［図表1◆1］
体温低下のグラフ

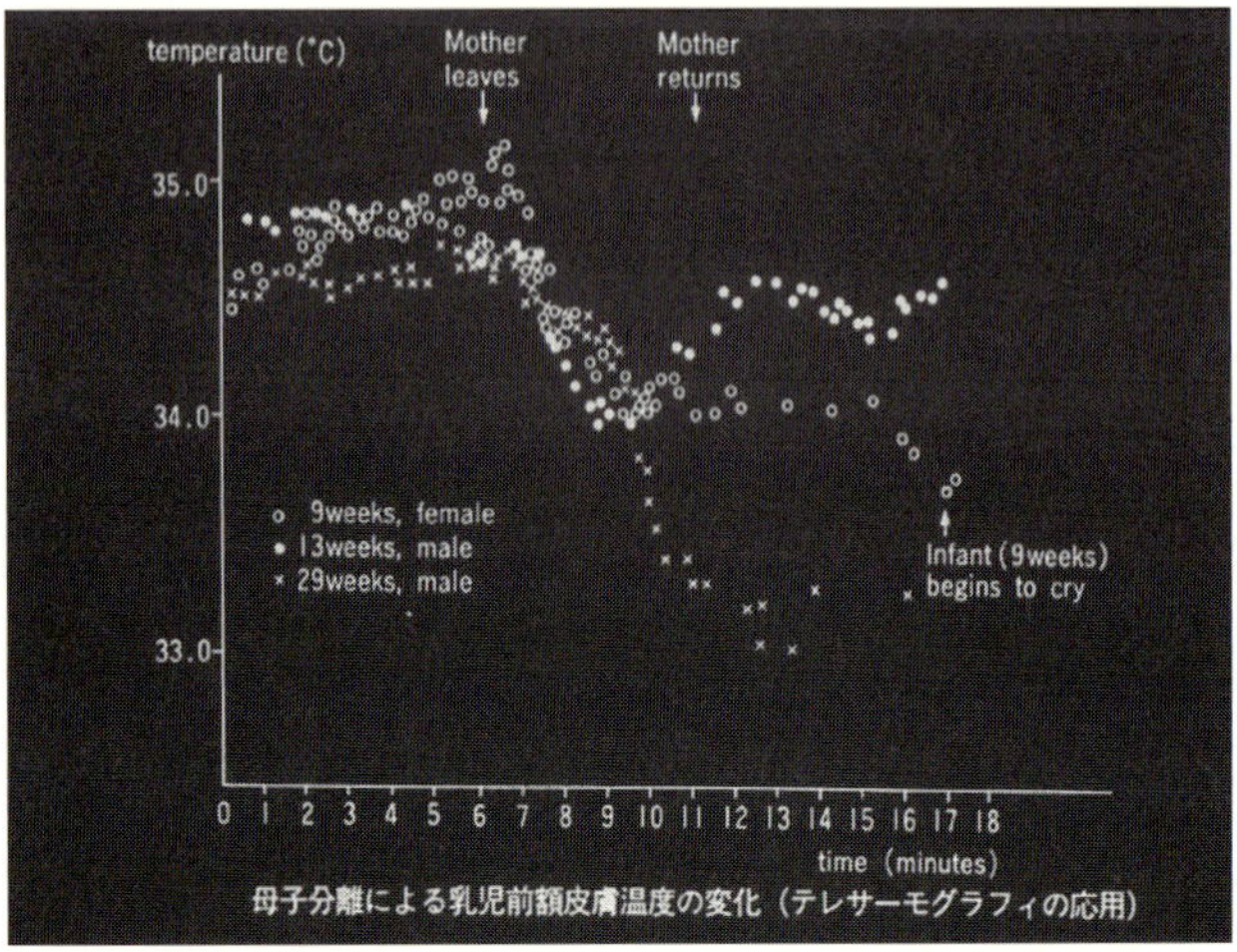

出所：小林登「赤ちゃんの心をサーモグラフィーで測る――母子分離による顔面皮膚温度の変化と愛着」『周産期医学』第26巻1号，p87～92，1996年．

生後9週の女児、13週の男児、29週の男児に、それぞれ母子と一緒に実験室に入ってもらい、乳児のひたいの皮膚温度をテレサーモグラフィで測定した実験です。

最初の5分間は、母親に、わが子のそばで話しかけたり、あやしたりしてもらいます。

その後、母親だけが静かに退室し、5分間、乳児をひとりにします。5分後、母親が部屋に戻って、ふたたび乳児をあやします。

母親と離されたとき、子どもたちにどんな身体反応が出たでしょうか？

結果、三例とも、母親が退室し

た直後から、ひたいの温度が1℃近く低下しました。

母親が戻ってからの反応はそれぞれ異なっていましたが、母親がいなくなってから戻ってくるまでの体温の低下速度はみな同じです［図表1◆1］。

母親がほかの人と入れ替わった実験でも、体温は大きく低下しました。

しかし、**母親がそばにいて、ほかの人が入室したときは、体温は変化しませんでした。**

皮膚温度の低下は、血管の収縮か、血流の低下を意味します。放置された乳児は極度の緊張状態に陥り、交感神経の緊張によって血管が収縮して血流が低下し、皮膚温度が低下したと考えられるのです。

乳児は、放置されることに対して、本能的に恐怖を感じます。

これはヒトだけではなく、どんな動物の赤ちゃんも同じです。無力なまま放置されるということは、天敵や肉食捕食獣に襲われるという生命の危機に直結するからです。

赤ちゃんは、たった5分間、母親と離れるだけでも、体温が低下するほどの緊張や苦痛を感じるのです。

人生のベースになる「母子の愛着」

赤ちゃんが泣く理由は、ほぼ次の４つです。

「お腹が空いたとき」「眠たいとき」「痛いとき」、そしていまお話ししたように**「恐怖を感じるとき」**。

いずれも、生命の危機に直結する場面です。

お腹が空いたまま飢えれば生きていけません。睡眠も生きていくうえで必要不可欠です。ひとりぼっちのときに天敵に見つかれば、自分の身を守ることはできません。誰かに見つけてもらい、守ってもらわなければなりません。だから泣いて、お母さんや保護してくれる誰かの注意を引くのです。

ですから、母親または親代わりの誰かが駆けつけて、母乳をあげたり、抱っこしたりと、赤ちゃんの欲求を満たしてあげると、赤ちゃんは安心し、満足します。

そして、そうやって世話をしてくれた人を信頼することを覚えていきます。

「困ったときに、この人は助けてくれる」という信頼です。

逆に、ずっとそばにいて世話を焼いたとしても、いちばん大切なとき、子どもが本当に困っているときに手を差し伸べてもらえなければ、子どもは安心することができません。

不安なとき、失敗したときこそ、

「よしよし、大丈夫だよ、そばにいるよ」

「一緒にやってみようね」

とそばにいて助けてくれる存在が、小さな子どもには必要不可欠なのです。

このような母子の結びつきを「愛着」といいます。

（赤ちゃんは、自分が泣いたり、笑ったり、アイコンタクトをして感情や欲求を伝えたとき、それに適切に反応してくれる人を「特定の他者」として選びます。愛着は「特定の他者」とのあいだで結ばれるものですので、実母には限りません。しかしほとんどの赤ちゃんは、いちばん近くにいる母親を愛着の対象者とするので、以下、愛着の対象者を「母親」とします。）

この「母子の愛着」があってはじめて、子どもは自分を価値ある存在と感じ、他者を信頼し、母子の世界の外へ旅立っていくことができます。

愛着には関係性によって意味が異なり、「親子のつながりの愛着」（attachment）や「夫婦間の愛着」（partnership）などがあります。ここでいう「母子の愛着」は、子どもが困っているときの「助け」を意味します。

不安なとき、痛いとき、悲しいとき、いつでもお母さんが抱っこしてくれる、助

けてくれるという愛着が形成されているときに得られる絶対的な安心感は、子どもにとって大人が考える以上に大きなものがあります。

「今日、お母さんは仕事が休みだから、あなたのそばにいてあげるね」という母親都合の接触は、愛着ではありません。

「あなたが困ったときは、どんなときでも（仕事を休んででも）あなたのそばにいるからね」という形こそが愛着です。

そして、**「母子の愛着」が形成される最も重要な時期は、乳児期から幼児期早期なのです。**

★★★

「母子の愛着」を育めた子どもは「基本的信頼」を知る

愛着を形成できた子どもは、健やかに成長していきます。

まず母親に対して安定した「愛着行動」をとります。

たとえば、母親がいなくなると大泣きしたり、母親に対してだけ、ほかの人に見せない微笑行動をしたりします。ほかの人が抱っこしても泣き止まないときでも、母親が抱っこするとすぐに泣き止み、ホッとした表情を見せることもあります。

また、愛着が形成されている子どもは、いつも守られており、恐ろしい思いを与えられていないため、あまり他人を怖がることがないようです。

このように、**愛着を育めた子どもは、人間関係のベースともいえる「基本的信頼」を覚えます**。

母親を「いつでも帰ることができる安全基地、母港」として、心の支えにすることができます。すると、身体の成長と発達に合わせて、好奇心のおもむくままに行動範囲を広げて、外海に向かって船出していけるようになります。

幼少期であれば母親と離れるときに抵抗や不安を示しますが、再会時に母親と接触することで、容易に分離ストレスを緩和して、自分を安定させることができます。

「お母さんのそばにいれば、何があっても怖くない」

「離れていても、いざというとき、お母さんは必ず自分を守ってくれる」

そうした思いを深めていくことができます（後ほど説明しますが、母親と離れるときにあまりに激しく抵抗する場合は、分離不安があります）。

この「基本的信頼」は、他人と結びつく心地よさを知るはじめの一歩でもあります。

「母子の愛着」を育み、「基本的信頼」を知った子どもは、母親以外のさまざまな人とのふれあいにも心地よさを覚えて、心地よい対人関係を築いていけるようになります。

愛着が形成されないと、「見捨てられる不安」がつきまとう

一方、何らかの理由で愛着が形成されないと、その子どもの行動の背景には、つねに「見捨てられる不安」がつきまとうことになります。

動物の赤ちゃんは放置されると、「肉食捕食獣に襲われるかもしれない」という恐怖を感じます。その際、脳内には大量のストレスホルモンが産生され、その影響で脳の形態が変わってしまうという研究結果もあります。

人間だけが例外であるはずはなく、保護者に頼らなければ生きていけない乳幼児にとって、「自分が見捨てられてしまうかもしれない」という不安は生命に関わる恐怖です。

小児科医の私は、7か月健診のころには、すでに「見捨てられる不安をもってい

［図表1◆2］
子どもに認められがちなストレスによる反応および神経症、心身症など

新生児期 ▼	顔をかきむしる／髪の毛をひっぱる／視線をそらす／あくびをする
新生児期以降 ▼	吐乳／便秘／下痢／発達の遅れ／成長障害／抜毛／喘鳴
幼児期 ▼	指しゃぶり／爪かみ／性器いじり／頻尿／夜尿／吃音／ぜん息／チック／周期性嘔吐症／肥満／拒食
学童期 ▼	抜毛／起立性調節障害／気管支ぜん息／チック／頻尿／心因性嘔吐／心因性腹痛／消化性潰瘍
思春期	過敏性腸症候群／消化性潰瘍／過換気症候群／気管支ぜん息／神経性食思不振症／神経性大食症

る子、もっていない子」の違いがわかるときがあります。

もちろん、その子どもの気質によるところもあるのですが、母親に守られている乳児は、健診者を怖がることなく、診察がとてもなごやかに進みます。

一方、母親自身が育児に不安を抱いていたり、育児を楽しめていなかったりすると、子どもは母親にしがみついて泣き、診察がなかなか思うようにできません。

ほかに、子どものSOSサインとしては、上のような症状が見られます［図表1◆2］。

親がそうした子どもの出すSOSサインに気がつき、安心させてやることができればいいのですが、感受性が低く、SOSに気がつかない親も少なくありません。

そのような親をもつ子どもは、やがて、わかりやすい問題行動を起こすようになります。泣きわめく、わがままをいう、暴れる、しがみついて離れない……というように、親の注意を喚起しつづけ、なんとしてでも親との関係を維持しようとするのです。

★★★ 「手のかからない子」も要注意

また、SOSサインに気づいていても、無視したり、拒否するような親に対しては、それ以上拒否されないよう、抱っこをせがむような愛着行動や、親の注意を喚起するような感情の表現を、最小限に制御するようになります。

これが、いわゆる「手のかからない子」です。

「手がかからない子」は、じつは問題行動を起こす子どもよりも、問題に気づきにくいだけに、さらに厄介なことが多いといえます。

学童期以降の子どもの問題行動の相談で来院したお母さんに、よくこう尋ねます。

「2～3歳のころは、どんなお子さんでしたか？」

ほとんどの答えは**「手のかからない、いい子でした」**か**「あまりよく覚えていま**

せん」のどちらかです。

しかし、子どもは本心では、じつはこんなふうに考えています。

「泣いても構ってもらえない……。仕方がないから、ひとりで何かしよう。人形と遊ぼう」

「イタズラをしたら、叩かれるかもしれない。見捨てられてしまうかもしれない……。自分からは何もしないでおこう」

そして甘えたい欲求は、心の奥底に未消化のまま残っています。

その抑圧された欲求が、本人も気がつかないうちに身体症状となってあらわれたり、学童期以降の問題行動としてあらわれたりします。

このように、**本来は母親に対して向けられるべき愛着欲求を抑圧している子どもは、多くの場合、何かしらの依存対象を必要とします。**

たとえば、ぬいぐるみや抱き人形、ハンカチや毛布などを手放せなくなります。

また年長になると、スポーツや学業に依存する傾向も見られます。

そののち、アルコール依存、薬物依存、仕事依存に移っていく子どもの姿も、これまでにたくさん見てきました。

★★★

安全基地である親と「母子の愛着」が結べないとどうなる?

最も混乱した子どもの場合には、のちのち精神疾患に移行していくことも少なくありません。

本来、安全基地であるべき親が恐怖を与える存在になってしまったら、それは子どもにとって解決不可能なパラドックスになります。混乱のまま成長せざるをえません。

子どもは愛着行動を示せないだけでなく、正常な心の発達も望めなくなります。

また、**心の発達に問題を残すほどの「不適切な養育」を受けた子どもの8割が、自らが受けたのと同じように、混乱した愛着行動を示すようになるという調査結果もあります。**

混乱した愛着行動は、幼児期から児童期にかけては攻撃性として、思春期から青年期には精神疾患の症状としてあらわれやすく、その症状は多岐にわたります。

なかには、子が親の世話を焼くような「親子逆転」の傾向も少なくありません。

人間関係のベースとなる「母子の愛着」を結べていないので、他者との関係性においてもトラブルを起こしやすくなります。

このように、**何らかの理由で愛着を結べなかった母子関係に生じる問題のことを「愛着障害」といいます。**

愛着障害はかつて、乳児院や児童養護施設で養育される子どもたちに多く見られがちな症状として、紹介されることがありました。

児童養護施設では、スタッフがどんなにすばらしい人でも、子どもの数が多いため、「その子だけ」につきっきりで世話をすることができません。また、自分を犠牲にしてでも子どもと深いつながりをもてるのは、やはり母親なのです。

ところが、ここ数年は、一般の家庭に育つ子どもにも、この愛着障害の症状をあらわす子どもが多くなってきました。

次の章では、いま増えつつある愛着障害について、詳しく見ていくことにします。

この本は、あくまでも「子どもの健やかな発達」のために必要な「適切な養育」について説明するものです。具体的なふれあいの方法、接し方については、第3章以降で詳しく説明していきます。しかし、その前に、「『不適切な養育』によって愛着障害に陥ってしまった子どもは、いかにつらい人生を歩むことになるか」を知っておいていただきたいのです。

なぜならそこには、現在の子育てを取り巻く状況の抱える問題点が、色濃くあらわれているからです。

第2章

「愛着障害」の子どもが増えています

——「不適切な養育」と「見捨てられる不安」

★★★

「不適切な養育」が愛着障害をもたらす

第1章では、幼少期の親子のつながりがいかに大切か、幼少期の養育がいかにその後の人生に大きな影響を与えるかを説明しました。

そして、子どもが幸せな人生をスタートさせるにあたって最も重要なものが、母親の適切な対応によって育まれる「母子の愛着」であることも、おわかりいただけたのではないかと思います。

しかし、**近年、「不適切な養育」によって愛着を築けないままに成長し、「愛着障害」として問題行動を起こす子どもが増えています。**

アメリカ精神医学会の診断基準第4版『DSM-Ⅳ-TR　精神疾患の分類と診断の手引』（医学書院）によると、愛着障害は「5歳未満に始まった対人関係の障害」とされています。

要因としてはさまざまなケースが考えられますが、根っこにある問題は決まっています。親の不在や放置、ネグレクト、虐待、そのほか「不適切な養育」により、本来、実の親と結ぶべき愛着（基本的信頼）を知らずに育ってしまうことです。

『DSM-Ⅳ-TR』では、愛着障害の原因となる「不適切な養育」を、次のように定義しています。

①安楽、刺激、および愛着に対する子どもの基本的な情緒的欲求の持続的無視
②子どもの基本的な身体的欲求の無視
③主要な世話人が繰り返し変わることによる、安定した愛着形成の阻害（例：養父母が頻繁に変わること）

この3つの「不適切な養育」は、虐待の定義にも通じます。

虐待というと、身体的な暴力や長期間の放置だけを想像する方も多いかもしれませんが、実際はそれだけではありません。

暴力や、近年話題になっているネグレクトなど「やってはいけないことをする」

ことはもちろん虐待ですが、それだけでなく、「親としてしなければならないことをしない」つまり適切な関わりをもたないこともまた、子どもの発達にとっては致命的な問題をもたらす虐待になることがあります。

そもそも、**「適切な養育」とは、子どもの身体・情緒の発達に合わせて必要な世話をすること**です。

子どもにはそれぞれ個性があり、発達の速度も異なります。それを見極め、適切な世話をおこなうことは親として必要な行動であり、その子につきっきりで世話をできる親にしかできないことでもあります。

ただし、愛着は、ただべったりそばにいれば生まれるわけではありません。

むしろ、ただ人形のように親の都合のいいかわいがり方をされていると、子ども本来の姿は無視されてしまい、自我は育たず、自立の妨げになってしまいます。

親の価値観を押し付ける「過干渉」や「溺愛」、あるいは子どもの欠点を受け入れることができないために子どもの欠点が表にあらわれないようにする「過保護」も、不適切な養育――虐待といえるのです。過保護は、子どもに対して潜在的に抱いている憎しみや怒りを美化してあらわす仮の姿です。

愛着障害をもった子どもの7つの症状

それでは、愛着障害に陥ってしまった子どもは、どんな特徴をもつのでしょうか？

愛着障害を見分けるポイントはあるのでしょうか？

症状はその子どもの環境要因によって多岐にわたるので、ここではおもな傾向を見ていきましょう。

★愛着障害の症状❶——ストレスに弱く、無力感をもつ

愛着を育めていないということは、絶対的な安心感を得られていないということです。「自分のことを守ってくれる人はいない」

愛着障害をもつ子どもは、つねにそのように世界を捉えています。

精神的な支柱がないためにストレスに弱く、へこたれやすく、なかなか物事をやり通すことができません。そのため、なかなか成功体験を得られずに、マイナスの連鎖を引き起こすことも多く、無力感、絶望感のつきまとう人生になりがちです。

つねに不安なため、失敗することを非常に恐れ、極度にリスクを避ける傾向にあります。

感情に乏しかったり、創造性の欠如が見られることもあり、そうした子どもに「将来何になりたい？」と尋ねても、「知らない」「わからない」「微妙」などというような、夢のない答えが返ってきます。

あまりにも長く恐怖を感じつづけると、多量のストレスホルモンによって脳が変化してしまうことがわかっています。とくに「大脳辺縁系《へんえんけい》」の障害と「前頭葉《ぜんとうよう》」の機能不全に陥ると、感情の起伏が激しくなり、感情のコントロールが難しくなります。

また、ほめられたことがなく、いつも責められてばかりいると、「自分はダメな人間だ」と思い込んでしまいます。さらに、愛情をかけられなかったことすら自分のせいだと捉えてしまうために罪悪感をもちやすく、自分に自信がもてず、自己不全感も強くなります。**自分に対して否定的に生きてきたため、他者に対しても否定的な見方をするようになります。**

★愛着障害の症状❷——自傷・他傷行為をする

「不適切な養育」によって愛着障害を抱えてしまった子どもは、「私を見て！」といわんばかりに、周囲の注意を喚起するような目立つ行為を繰り返すことがよくあります。

その場合、他人が嫌がるような、ひねくれた行動がともなうことも特徴です。

小学校にあがると、生意気な行動が目立ちはじめます。

思春期から成人期にかけては、反社会的な行動があらわれてきます。幼児期に理不尽な叩かれ方をすると、思春期になり、目つきが変わり別人になり、意識を飛ばして粗暴な行動をとる、いわゆる「キレる」行動があらわれます。

最悪の場合は人を傷つけたり、性的な犯罪行為をともなうようになります。

愛着障害をもつ子どもは、ほぼ例外なく親に対して怒りをもっています。「適切な養育」を受けられず、虐げられてきたことへの怒りです。

これらの怒りは、表現すると「見捨てられる不安」を感じるため、つねに抑圧されており、自分でも気づいていないことがあります。

怒りの矛先が他者へ向けば、自分より弱い者に対しての他虐行為や破壊行為、犯罪行為となることもあります。矛先が自分に向けば、リストカットのような自傷行為になります。

自傷行為には、別の側面もあります。痛みによる刺激は「βエンドルフィン」と呼ばれる脳内麻薬を産生するのです。

自らを傷つける自傷行為は、健全な愛着を育んだ人たちからは奇異な行動に見えることでしょう。しかし、あまりにも現実がつらいものであるとき、このように「βエンドルフィン」を生み出す自傷行為により、目の前の苦しみから一時的に逃れられるのです。あるお母さんは、流産を繰り返すたびに、体に刺青を増やしていきました。

このように、自傷行為には、一種の防衛本能も働いていると考えられるのです。

★愛着障害の症状❸——安定した人間関係を築けない

多くの子どもは、成長の過程でさまざまな刺激（人や出来事）に出会い、人生には正誤で割り切れない、複雑な事柄がたくさんあることを学びます。

しかし、**愛着障害を抱える子どもは、心の安定を得ていないため、物事を「100パーセント良い」あるいは「100パーセント悪い」としか見ることができません。**

人間は誰でも良い面と悪い面をあわせもっていることを理解できません。

このため、あるひとりの人を崇拝するくらいまで頼りにしていたのに、本当にちょっとしたきっかけで評価が180度変わり、ののしらんばかりに嫌ったりすることがあります。

他人に頼りたい気持ちがかなえられているうちはいいのですが、かなえられなくなると自分が見捨てられたと思い込み、豹変するのです。依存攻撃的、他罰的、もっと日常的な言葉でいうと、極端なわがままです。

そのため、愛着障害を抱える子どもの対人関係は非常に不安定で、表層的なものになりがちです。

表層的な条件、すなわち自分にとってメリットがあるかないかという基準で判断し、自分より強い者には媚《こ》び、弱い者をいじめがちです。いじめられる側になることも少なくありません。

なお、性的虐待を受けた場合には、独特の顕著な行動があります。男の子は他人を避けようとします。女の子は一見気を引くような態度をとり、自分からは近づいていきますが、相手が近づいてくると避けてしまいます。

★愛着障害の症状❹――同年代の友達ができない

放置され不衛生な生活をしていると、それが当たり前になり、非衛生的になりがちです。自分の世話をすることや、心地よさを親から教わっていないので、何日もお風呂に入らなくても平気だったり、汚れた服をずっと着ていたりします。

また、冒頭で説明したように、脳の発達の過程で問題が生じると、共感能力が育ちません。相手が何を考えているかを汲み取ることができないうえ、共感や同情といった感情の動きに疎いため、思いやりのない言動を平気でとることがあります。

精神的に弱く自分の過ちを認めず、まわりの人間に責任転嫁をする。自分を守るため、あるいは一番にこだわるためにウソをつくなどの行動傾向もあり、次第に同年代の子どもたちから相手にされなくなります。

自信がなく対等な関係が築けないため、わがままを大目に見てくれる年上の相手か、自分が偉そうにふるまえる年下の相手だけとの付き合いになります。ただし本人は自信がないことに気づいていないことが多いです。

一方で、見知らぬ他人や、さほど深い関係ではない他者に対しては、無節操に愛嬌をふりまくこともあります。

これは、メリット・デメリットで判断するために本心に気がつかない、あるいは愛想をふりまくことで身を守ろうとする防衛本能なのですが、逆に危険に気づかないままトラブルに足を踏み入れることもあります。

「見捨てられる不安」が強いため、涙ぐましい努力をして何でもいうことを聞き、最悪の場合は、事件や犯罪に巻き込まれることもあります。

★愛着障害の症状❺——病気やケガが多い

安心できる環境にない子どもは、注意集中が困難となるために、ケガをしやすく、事故を起こしやすいのも特徴です。遺伝的に生じたＡＤＨＤ（注意欠陥多動性障害）の子どもと区別がつきにくくなることもあります。

また、しょっちゅう殴られていると、痛みに鈍くなり、ケガをしてもそのままになることがあります。心と身体が分離して痛みに耐えようとするのだと思われます。なかなか病院にも連れていってもらえずに、重症になるまで気づかないこともあります。私が見た患者の中には、足の裏のケガを放置したために、病院に来た段階では炎症が骨まで届き、骨髄炎を起こしていた小学生もいました。

適切なケアを受けておらず、日常生活のリズムが不規則でストレスホルモンの分泌が高く、成長ホルモンの分泌が不良となるため、身体的にも年齢相応よりも未熟で小柄になりがちです。

逆に、すべての欲求を食で満たそうとする環境をつくると、おやつなどの食べ物を与えすぎて、子どもが幼児肥満になることもあります。

これは、子どもが泣いたときに、どうしたらいいかわからず、また誰も助けてくれないため、「なんとか泣き止んでほしい」との耐えがたいつらさから、食べ物を与えて、その場をしのいでしまうからです。乳児の人工ミルクの過剰摂取も同様な場合があります。

★愛着障害の症状❻——依存性が強い

本来、いちばんそばにいて助けてほしい、安らぎたいはずの親と適切な関係を結

べなかった子どもは、親代わりの「何か」に依存するようになります。

その場合、人ではなくモノや行為に依存する傾向が強く、幼少期は抱き人形や布切れ、ハンカチ、テレビ、ビデオ、テレビゲームや食べ物、学童期以降はアルコール依存、パチンコ（ギャンブル）依存、薬物依存、食べ物依存（摂食障害）、スポーツ依存、学業依存、職業依存（ワーカホリック）等々、その対象は移り変わっていきます。最近ではゲーム依存、インターネット依存なども多いようです。

愛着としておこなうケースでは心が満たされ、守られますが、依存では心が満たされず、守られることもありません。

いずれも自分の意思で楽しんでするというよりも、不安感から逃れるためにそれをしていなければ落ち着かない、「中毒」と呼ばれる状態です。

薬物依存の中で、いちばん多いのが喫煙です。

喫煙の95パーセントが20歳までに始まり、残り5パーセントは26歳までに始まるといわれます。26歳を過ぎて喫煙しなければ一生、喫煙は習慣化しない人がほとんどです。

親以外の誰かに対して対人依存という形に出る子どももいます。「しがみつき」と呼ばれるほど特定の誰かに執着するもので、異性依存、ストーカーなども対人依存です。

また、DVやアルコール依存症などの問題を抱える異性の世話を焼き、「この人は私がいないとダメだから」と自分の存在意義を確認しつづける「共依存」の状態に陥る人もいます。こちらも対人依存といえます。

「なぜあんなにひどい目にあっているのに別れないのか」とまわりから思われているような人は、この共依存状態にあるのかもしれません。

★愛着障害の症状❼――家族への反抗、暴力が起きる

思春期以降の男の子の場合には、家庭内暴力が見られることも少なくありません。外面がよく、内弁慶なタイプに見られ、家族が家庭内暴力の事実を隠すため、実態をつかめずに長く続いてしまいます。

これは、それまで抑圧されてきた怒り、絶望、不安、恨みなどが爆発した状態です。心理的な父親不在、母親の自分本位の密着や支配に耐えてきた自分が、今度は親に受けた厳しすぎるしつけや、八つ当たりされてきたことに対して無意識に復讐しているのです。

自分を攻撃した親とまったく同じ姿かたちで親を攻撃します。これには32〜33ページでも紹介した神経細胞の「ミラーニューロン」の関与が考えられ、記憶のそこに消えないトラウマとして残っているのだと思われます。

一方で、家族に対して自分を見捨てないかどうかの確認作業をしている状態でもあります。

親がしっかりと向き合うことで症状は落ち着いてきますが、簡単にはいきません。

愛着障害を抱える子どもは、親から助けられたり、受け入れられたりした経験に乏しいので、親が態度を変え、子どもを守り受け入れようと努力すると、本当に受け入れてくれるかどうかの確認をするために、一時的に暴力がひどくなることがあります。その過程で母親が殴られ失明したり、骨折したりするケースも見てきました。

こじれてしまった絆は、時間が経つほど、修復が難しくなってしまいます。

★★★

問題行動の奥にあるのは「見捨てられる不安」

以上が、愛着障害によって出てくる、子どもによくあらわれる特徴です。

こうした愛着障害に起因するすべての問題行動のベースにあるのは**「見捨てられる不安」**です。

人間は誰でも多かれ少なかれ、別離の不安を抱いています。それでも「基本的信頼」があれば、そのストレスにも対処していくことができます。

しかし、愛着障害に陥るほどの状況には、必ず耐えがたいさみしさや不安があります。

「見捨てられる不安」は、精神疾患のひとつである「境界性パーソナリティー障害」の代表的な症状でもあります。

境界性パーソナリティー障害は、「不適切な養育」を受けた子どもの行き着く最も厄介な精神疾患とも捉えられています。

自覚症状は抑うつ感が中心ですが、感情がつねに不安定で依存的であり、安定した対人関係を築くことができません。

他人に頼ろうとする気持ちがかなえられているうちはいいのですが、かなえられなくなると豹変します。他人のちょっとした言葉や態度で「自分が見捨てられた」と思い込んで激しく落ち込んだり、逆にその人を激しく攻撃したりします。

『DSM-Ⅳ-TR 精神疾患の分類と診断の手引』では、境界性パーソナリティー障害を次のように定義しています。以下、引用します。

（境界性人格障害は）対人関係、自己像、感情の不安定および著しい衝動性の広範な様式で、成人期早期に始まり、種々の状況で明らかになる。以下のうち5つ（またはそれ以上）で示される。

①現実に、または想像の中で見捨てられることを避けようとする気違いじみた努力。

［注］基準5で取り上げられる自殺行為または自傷行為は含めないこと。

②理想化とこき下ろしとの両極端を揺れ動くことによって特徴づけられる不安定で激しい対人関係様式。

③同一性障害：著名で持続的な不安定な自己像または自己感。

④自己を傷つける可能性のある衝動性で、少なくとも2つの領域にわたるもの（例：浪費、性行為、物質乱用、無謀な運転、むちゃ喰い）。

［注］基準5で取り上げられる自殺行為または自傷行為は含めないこと。

⑤自殺の行為、そぶり、脅し、または自傷行為の繰り返し。

⑥顕著な気分反応性による感情不安定性（例：通常は2、3時間持続し、2、3日以上持続することはまれな、エピソード的に起こる強い不快気分、いらいら、または不安）。

⑦慢性的な空虚感。

⑧不適切で激しい怒り、または怒りの制御の困難（例：しばしばかんしゃくを起こす、いつも

怒っている、取っ組み合いの喧嘩を繰り返す）。

⑨一過性のストレス関連性の妄想様観念または重篤な解離性症状。

うつ病や統合失調症のような脳の器質的な精神疾患とは違って、境界性パーソナリティー障害では、薬物投与が劇的にきくことはほとんどありません。

診断の有無にかかわらず、重い症状を抱えている割合は人口の1～2パーセント程度だといわれています。

自分が親になったときに子どもと関係性を結ぶことが困難で、子どもの愛着が育ちにくく、これまで見てきた愛着障害を抱える親子の母親は、この境界性パーソナリティー障害が疑われるケースも非常に多いといえます。

実際に精神科、心療内科で治療を受けている母親も多く、親子の関係性を育むために最も努力が必要とされる状態といえます。

★★★

「愛着障害」と「発達障害」は似て非なるもの

愛着障害と、その延長線上にある境界性パーソナリティー障害は、「発達障害」と似た様相をあらわすこともあります。

発達障害というと、子ども特有の問題だと思われがちですが、近年は成人の発達障害も問題視されるようになってきました。よく話題になる「ADHD」（注意欠陥多動性障害）や「アスペルガー症候群」などがそうです【図表2◈1】。

これらの発達障害は、日本の高度経済成長や世界の発展に寄与した方々にも多く見られます。

発達障害は病気ではないので治りません。また、生まれつきの性質であるため、育て方などの環境的な要因ですべて決定されるわけではありません。

しかし、生まれながらに育てにくい状態の子どもは、両親から身体的虐待などを受ける危険性が2・5～3倍以上高いために、その症状は修飾され、診断基準から外れたような行動も見られます。

[図表2◆1]
愛着障害とそうではない子どもの比較表

ADHD様症状とADHDの類似点

項目	ADHD様症状	ADHD
臨床像	多動性行動障害を示す	多動性行動障害を示す
多動の生じ方	ハイテンションがある	ハイテンションがある
不器用	不器用	不器用
時間管理	スケジュールを立てることができない	スケジュールを立てることができない
整理整とん	極めて苦手	極めて苦手
けんか	非常に多い	非常に多い

ADHD様症状とADHDの鑑別点

項目	ADHD様症状	ADHD
臨床像	不注意優性型が多い	混合型が多い
多動の生じ方	ムラがある、夕方からハイテンションになる	比較的一日中多動
対人関係のもち方	逆説的で複雑	単純で素直
薬物療法	中枢刺激剤は無効、抗うつ薬と抗精神病薬が有効	中枢刺激剤が最も有効
反抗挑戦性障害、非行への移行	非常に多い	比較的少ない
解離	注意して見れば非常に多い	見られない（あれば除外診断）

出所：杉山登志郎『子ども虐待という第四の発達障害』学習研究社，2007年.

ただし、純粋な発達障害の場合には、ウソをあまりつきません。もしウソをついたとしても、すぐにばれるような見え透いたウソが多く、周囲の人にはすぐにわかります。

一方、「不適切な養育」を受け、誰からも守ってもらえなかった愛着障害の子どもは、自分を守るために巧妙なウソをつきます。境界性パーソナリティー障害も同じです。見捨てられないかの確認のため、あるいは周囲をコントロールするために、非常に巧妙なウソをつき、あるいは他人のせいにしてしまいます。

なお発達障害はおもに遺伝要因ではありますが、胎児期の脳の発達段階に起きた問題（母体の飲酒や喫煙、ストレスなど）によって、発症したり、悪化したりすることがわかってきています。

★★★

愛着障害を子どもにもたらしやすい親の特徴

子どもが背負った重い枷《かせ》は、最初のうちは目に見えません。

根本の問題は、あくまでも内面にあります。周囲は気づきにくく、性格の問題として片づけてしまうことも少なくありません。

ほとんどの親は、子どもが不登校、非行・性非行、家庭内暴力、摂食障害（拒食・過食症）、自殺・自殺企図などの行動に走ってはじめて、子どもの抱えている問題に目を向けます。

しかし、子どもを受け入れられなかった親は、子どもを見つめて理解することが難しく、自分の育て方や接し方に疑問を抱くことも困難なため、ＡＤＨＤや自閉症などの発達障害を疑うことがあります。

実際に、発達障害と愛着障害は見分けがつきにくいのですが、私は小児科の現場にいて、ここ数年、不思議に思うことがあります。

以前は、行動に異常を起こすお子さんに対して「自閉症の疑いがあります」というと、認めたがらない親御さんが大半でした。

しかし最近では、逆に「育て方を含めた環境要因による異常です」と伝えても、「そんなわけはない、自閉症ではないか」という親御さんが増えてきました。

子どもが発達障害であれば、「気質的な問題ならば仕方がない」「自分の育て方は間違っていない」と思えるからかもしれません。

似たようなケースとして、「おかしいのはうちの子だけじゃない」「おかしいのはまわりのほう」と言い張る親御さんも増えています。

子どもがなぜ問題行動を起こすかに向き合う余裕がなく、「問題行動を起こすほど苦しんでいる子ども」よりも「それによって困らされている自分」を嘆くのです。

いずれにしても、そこには、誰からも認められずに孤立した家族の姿があります。

「このお母さんは、親にも、夫にも、誰にも頼れず、つらい育児生活を送っているのかもしれない」

「もしかしたら、お母さん自身も、子どものころにつらさをもっていたのかもしれない」

「戦後の高度経済成長は、養育環境を家族にとってつらいものにしたのかもしれない」

なかなか自分の問題を認められないお母さんたちに出会うにつけ、そんなことを考えてしまいます。

第3章

上手な子育ての第一歩は「女性脳」を「母性脳」に変えること

★★★

母性や父性は生まれつき備わっているものではない

ここまで、3歳までの養育がいかに大切で、それがその後の人生にいかに大きな影響を与えるか、「適切な養育」を受けられずに愛着障害を抱えてしまった子どもがいかに生きづらいかについて述べてきました。

このような話をすると、ときどき反論を受けます。

「子どもを愛せない親なんていませんよ」

「お腹を痛めて産んだ子どもが、かわいくないわけがないでしょう」

「母性本能」という言葉に代表されるこのような考え方は、いまだに根強く残っているようです。

しかし、**「母性」「父性」といった概念は、何もせずに備わっている特性ではありません。**

もし母性や父性が本能のように無条件で備わっているものであれば、虐待や子捨てなどは起きないはずではないでしょうか。

よく、「女性は子どもを産んで親になるが、男性は徐々に親になっていく」といいます。

これは厳密には違っています。

母性も父性も、本能ではなく、形成されなければ出来上がりません。女性も男性と同様、子育てをしながら親になっていくのです。

ただし女性の場合、妊娠出産が、体だけではなく脳を大きく変化させるきっかけになるのは確かです。

女性は子どものころに受けた養育環境と、子どもを産み育てる環境によって、脳が「女性脳」から「母性脳」に変化します。

そもそも周産期の医療というのは「女性の脳が『女性脳』から『母性脳』に変わる過程を見守る医療」だと私は考えています。

★★★

「女性脳」と「母性脳」は何がどう違う？

では、「女性脳」と「母性脳」は、何がどう違うのでしょうか？

［**図表3◆1**］にまとめたので、ご覧ください。

「女性脳」は、関心の優先順位がまず自分自身です。趣味や仕事、恋愛などを通じて自己実現をめざすのが「女性脳」の特徴です。

「女性脳」では、「視床下部《ししょうかぶ》」と呼ばれる、本能に関わる脳の働きが活発です。視床下部は性欲や食欲、攻撃性などをつかさどるさまざまな中枢が含まれており、気分を左右する箇所でもあります。

恋愛をすると、この視床下部がよく働くため、誰かを好きになると気分が大きく揺れ動くのです。生殖行動にも視床下部が関与しています。

思春期以降の女性は、基本的には「女性脳」で生きています。

しかし、子どもを妊娠して出産し、母乳を与えているうちに脳が変化すると、視床下部の働きが低下します。

これが脳の母性化です。**子どもを妊娠・出産し、母乳を与える過程で「女性脳」か**

[図表3◆1]
女性脳と母性脳の違い

女性脳	社会の中での自己実現や自分自身の興味を優先する 恐怖や不安に対して反応し、自己防衛する
母性脳	子どもを優先する 恐怖や不安を感じにくく、子どもを守るために行動する

ら「母性脳」へと変化していくのです。

「母性脳」になると、興味の対象が「自分自身」や「自己実現」から「子ども」に向かうようになります。本能の脳である視床下部の働きが低下するので、気分の揺れが減って穏やかになり、関心が子どもに向くようになります。

視床下部に代わって、視覚に関わる後頭葉《こうとうよう》が働くようになるので、認知的にじっと子どもを見つめられるようになります。

また、**「母性脳」になると、男性である夫への興味が低下することもあります。**

パートナーが妻に母親を求めている幼児性の強い夫の場合は、子どもに嫉妬して、虐待が起きることもあるようです。

それでも「母性脳」となった母親は、子どもを攻撃する夫から子どもを守ることができ、夫よりも子どもを優先します。

子どもを産んでも「女性脳」から「母性脳」に変わらない女性もいる

しかし、**近ごろでは、子どもを産んで母親になっても「母性脳」に変化せず、「女性脳」のままという女性が増えています。**

「女性脳」のままでは、育児が苦痛になったり、子どもと向き合えなくなったりといった問題が出てきやすくなります。

そこまで重症ではなくとも、**「子どものために自分の時間がなくなるのがいや」というお母さんや、「育児がつらく、できるだけ早いうちから保育園に預けて職場に復帰したい」と思っているお母さんも、「女性脳」から「母性脳」に変化できなかったのではないかと感じます。**

一見、自分のことよりも子育てに熱心に見えるお受験ママやステージママ、子どもの習い事に夢中なお母さんも、じつは「女性脳」のままかもしれません。

なぜなら、自分の自己実現を子どもに背負わせているように思えるからです。

「女性脳」を「母性脳」に変える「オキシトシン」の役割

彼女たちはなぜ、出産後も「女性脳」のままなのでしょうか？

どうすれば「母性脳」に変化するのでしょうか？

「女性脳」から「母性脳」へ変化するには、「信頼のホルモン」とも呼ばれる神経伝達物質「オキシトシン」が重要な役割を果たします。

オキシトシンは、脳の視床下部で合成され、下垂体《かすいたい》から分泌されるホルモンの一種です。

オキシトシンが脳でつくられると、脳のある部分に作用し、信頼感を獲得すると考えられています。

オキシトシン受容体は側坐核《そくざかく》、前頭前野《ぜんとうぜんや》などの「快情動の回路」や、報酬系、学習の強化で特徴づけられるドーパミン神経の投射領域に分布しています。

このオキシトシンにより、陣痛や、母乳の射乳反応がもたらされます。

まず陣痛時には、オキシトシンが大量に分泌され陣痛が生じ、陣痛の強い痛みで、下垂体から「βエンドルフィン」が放出されます。

「βエンドルフィン」は陣痛と陣痛のあいだで放出され、強い鎮痛作用と、母体に多幸感をもたらします。母親が出産の痛みに耐えることができるのは、このような作用があるためだと考えられます。

また、授乳時、赤ちゃんが母親の乳首を吸うときには、オキシトシンが分泌され、母親の側坐核、前頭前野の報酬系の活動が活発になるので、快情動の回路が活性化されます。

これらの陣痛や授乳の仕組みにより、「母性脳」が形成され、その結果、何よりも子どもを最優先するように意識が変化していくと推測されています。

なお、オキシトシン受容体がきわめて豊富に存在する領域として、扁桃体《へんとうたい》も知られています。

扁桃体は左右の脳の中心部に位置し、喜怒哀楽の情動をつかさどっています。他者から注がれているネガティブな表情を読み取る機能もあります。

この扁桃体の働きは、授乳によるオキシトシン分泌によって抑制されます。

つまり、母親がわが子のために、恐怖や不安をものともせずに立ち向かう行動は、扁桃体にオキシトシンが作用して誘発されるのです。

「女性脳」は、社会の中での自己実現や競争に快楽を感じ、生きがいを見い出しますが、一方で不安や恐怖には弱いところがあります。

それが「母性脳」に変化すると、自分のことよりもわが子を優先し、さらにオキシトシンの分泌によって不安や恐怖をものともせず、子どもを育てるためなら外敵を恐れずに行動できるようになっていきます。

昔から「母は強し」とよくいわれるのには、こうした理由があるのです。

★★★ 出産直後のふれあいの大切さ

さらに、「ふれあい」によってもオキシトシンが分泌されると考えられています。

とくに出産直後の接触に関しては、次のような実験データがあります。

出産直後に素肌でわが子を抱いた母親グループAと、出産後に産湯《うぶゆ》に入れ、産着を着せてからわが子を抱いた母親グループBに分け、その後の育児行動を比較するという実験がおこなわれました。

追跡調査をすると、幼児期にわが子に語りかける時間は、Aグループのほうが長いという結果が出ました。

6歳の時点でAグループの子どもは、Bグループの子どもよりも知能指数が平均して

5程度も高かったそうです。

また乳児健診時、Aグループでは多くの母親がわが子を看護師に渡そうとせず、脱衣・着衣も自分でしようとしました。一方、Bグループでは、とくにためらうことなく看護師に一任し、健診台の横で健診の様子を眺めていた母親が多かったということです。

残念なことに、陣痛促進剤として静脈内に投与されるオキシトシンは、脳には届かないのでドーパミン神経系には作用せず、また、持続して投与されると、陣痛間歇《かんけつ》期の「βエンドルフィン」による鎮痛作用も期待できず、子宮収縮だけがもたらされる痛いだけのお産になる可能性があります。

このようなことから、出産前後に「母性脳」への変化を促すには、

①自然な陣痛による出産
②子どもを見つめながらの母乳育児
③羊水のにおいがしている出産直後からの、母子の素肌のふれあい

という3つの要素が重要だと考えられるのです。

「あなたは困ったときに、自分の母親を頼れますか？」

まれに遺伝体質的にオキシトシン受容体の多型をもつ家系があります（多型というのは、普通とは異なる遺伝子の頻度が全体の1パーセント以上の場合をいいます。分子生物学および遺伝学ではＤＮＡ配列上の多型、すなわち「遺伝的多型」のことを指しています）。

その家系の女性は若いうちから子どもを強く欲し、何人も子どもを産みます。家系的に若年出産のため、30代半ばで複数のお孫さんに恵まれお祖母さんになる人も珍しくありません。

そのように、**出産育児の条件以外にも、「母性脳」へ変わりやすい性質はあります。**

その一方で、**「母性脳」に変わりにくい性質も存在します。そのほとんどは、自分自身が幼少期に実母との愛着を築けていないケースです。**

そのことを告げるタイミングと伝え方には、非常に慎重になる必要があります。否定されることや、反感をもたれることのほうが多いからです。

「母はきちんと私を育ててくれました。私は愛情いっぱいに育ちました。なんて失礼なことをいうんですか！」と怒る人もいます。

しかし、**その人が愛着に問題を抱えているかどうかは、「あなたは、育児や何か困ったことが起きたときに、自分のお母さんを頼れますか？」という質問の答えでおよそ見当がつきます。**

「はい、いつでも助けてくれます」

そう、嬉しそうに答えられるなら大丈夫でしょう。しかし、

「当たり前です。いつも助けてもらっています」

と激しい口調で答えが返ってきたときには注意が必要です。さらには、

「母も仕事をしていて忙しいので……」

「近ければいいのですが、いまは遠くに住んでいるので……」

「最近、体が弱くなっているので……」

と、理由はどうであれ「実母に育児を頼れない」と答えた場合は、そのお母さん自身が愛着に問題をもっている、あるいはこれから子どもが愛着を形成できない危険性をはらんでいます。

母親の愛着には4つのパターンがある

実際に、問題を抱えて相談にやってくる母親の話を聞いていると、自らが受けた過去の「不適切な養育」を引きずっていることがわかります。重度の「愛着障害」とまではいかなくても、つらい過去の傷を引きずりながら必死に生きている姿が浮かびます。繰り返しになりますが、子どもの問題行動や身体症状の原因は、親にあることのほうが多いのです。

子どもの問題として来院された場合でも、母親の心の傷が大きく開いたままになっていることがあります。

そのため、子どもの問題で小児科を受診された母親に、実母との思い出を振り返って語ってもらうことがあります。

そのとき物語る内容やそこに込められた感情で、「母子の愛着」のありようは大きく「安定型」と「不安定型」に分けられます。

❶ 安定型

「安定型」のお母さんは、実感を込めて、ゆとりある流れで、正直に自分の実際の体験を話すことができます。

【例】

安定型愛着を実母から与えられた母親は、しばしば乳幼児健診にも実母（赤ちゃんの祖母）が同席しています。

「子どものころ、あなたのお母さんは、どんな親でしたか？」

そう尋ねると、母親は実母とほほ笑みながら楽しそうに、過去の思い出話を語ります。

「こんなことをしてくれました」

「こんなことがあったわね」

実母も嬉しそうに会話に参加します。

そこには緊張はありません。穏やかな雰囲気で進み、赤ちゃんが泣くこともありません。

このタイプのお母さんは心配いりません。

困ったときにいつでも助けてくれる実母がそばにいて、そこには一生変わることがないであろう、親子の愛着がしっかりと築かれているからです。

❷ 不安定型

一方、「不安定型」は細かく分けると、3つのタイプに分けられます。

【2〉1】不安定却下型

不安定却下型のお母さんは、自分の親のことを美化して語りがちです。

しかし、そこに実感はともなわず、まるで他人事のように語ります。

具体的な思い出が出てこないことも特徴です。

【例】

あるとき、新生児集中治療室の入り口で、じっと立っている母親がいました。

在胎34週で出産し、産科に入院中で、子どもの面会に行こうとしていたのですが、新生児集中治療室に入れないのです。

理由を聞くと、「子どもとふたりになるのが怖い」といいます。はじめての子どもです。夫とその家族は、子どもが生まれるのをとても楽しみにしていました。

母親も妊娠中はつらくはありませんでした。出産時は、助産師、夫に囲まれ笑顔も少し見られました。それでも「怖い」と涙を流すのです。

このお母さんとは、次のようなやりとりをしました。

「お母さんは育児を助けてくれますか?」

「母は大切な仕事をしているので、休みがとれません……」

「あなたのお母さんは、どんな親でしたか?」

「とてもいい親でした……」

「とてもいい親とはどんな親ですか?」

「いつも仕事が忙しくて……。思い出せません。でも立派な母です。私は、母にほめられるように一生懸命勉強して、大学を卒業して、両親のすすめでお見合いをして、主人と一緒になったんです……。幸せです」

「赤ちゃんはどうですか?」

「生まれることを楽しみにしていました……。でも怖いんです。赤ちゃんとふたりだけになったり、姿を見たりしたら、血の気が引いていく感じがします。夫にそばにいてもらえればなんとかなりますが、ひとりでは集中治療室に入れません……」

【2∨2】不安定没入型

「不安定没入型」のお母さんは、とても混乱しています。

こちらの質問をきっかけに、強迫的に過去の出来事を語りはじめます。

【例】

あるとき、2歳4か月になる男の子とお父さんお母さんが3人そろって来院されました。

母親は強い口調で「子どもに落ち着きがない」「言葉が遅れている」「自閉症と診断された」と訴えます。

男の子は、父親の膝の上に座り、そんな母親を横目で見ていました。

「子どものころ、あなたのお母さんはどんな親でしたか？」

私の質問に、このお母さんは実母について、次のように語りました。

「あのくそばばあは、いつも私を怒鳴り散らしていました。家事もせず、父親をほったらかしにして、家にいませんでした。帰ってきたらきたで、酒くさい。機嫌のいいときは、何でも買ってくれて……やさしいときもありました。叩かれたことはありますが、激しく叩かれことはありません」

「ほめられたことはありますか?」

「ありません。いつもガミガミいわれていたので、私も子どもにそうしてしまったように思います……」

実際にこのお母さんは、つねに子どもに暴言を浴びせていました。

「いうことを聞かないので、いつも叩いてしつけている」ともいいました。

【2-3】不安定未解決型

「不安定未解決型」のお母さんは、過去の深い心理的外傷や対象喪失に心の大部分がとらわれ、現実の世界に心が向かない状態にあります。

精神疾患の診断を受けていることが多く、精神科の通院歴があります。出生時の親子の問題から、その後もさまざまな問題を抱えます。

なかには実母がいないことも多く、いても、本当に実母かどうかわからなかったり、とても子どもの世話ができる状態でなかったりします。

カウンセリングの現場では、次のようなパターンになりがちです。


【例】

「子どものころ、あなたのお母さんは、どんな親でしたか?」

「父親には女が何人もいて、私は継母に世話をしてもらっていました。継母からは、生ゴミを食べさせられていました」

あるいは、

「母は芸能人で、家にはいませんでした。父もいませんでした。あとから聞いた話だと、父は刑務所に入っていたとのことです」

さらには、

「母は精神疾患で、入退院を繰り返していました。父親はいません。私は施設育ちです」

幼少時の記憶がないことも珍しくなく、あるとしても、その過去には性的虐待がついてまわります。

性的虐待というと、非常にまれでショッキングな事実として語られがちですが、私は愛着の問題を扱うようになってから、これほどまでに多いかと驚かざるを得ないほど、その実例を目の当たりにしてきました。

「不安定未解決型」の母親は、ほかの不安定型よりも重篤な症状であり、子どもが生まれると、かみつきたくなったり、投げつけたくなったり、意識を飛ばして首を絞めることがあるので、厳重な注意が必要です。

後頭葉の視覚領域に問題があり、物が歪んで見えたり、見えなくなったりするような症状をもち、子どもを見つめるのが困難になることもあります。

「不安定未解決型」のお母さんに対しては、残念ながら症状が落ち着くまでは、母子ふたりきりにはできないという判断をすることが多いのが実情です。

★★★

もしも流産や死産になってしまったら

また、子どもとの関係がうまく築けないお母さんの中には、流産や死産を経験している方も少なくありません。

共通するのは、家族やまわりの人から、次のような言葉をかけられていることです。

「よくあることだから、あなたが悪いのではない」

「前向きにがんばって」

「次の子をつくればいいじゃない」

どの言葉も、口にした本人は励ましのつもりでしょう。

実際に流産や死産というのは、決して珍しいものではありません。とても残念なことではありますが、さまざまな要因から起きてしまうことです。

それでもお母さんにとっては、その子はその子だけです。

子どもを亡くした悲しみ、（母体に要因はなかったとしても）産めなかった罪悪感、自責の念などにかられます。

あなたは、乳幼児の子どもを亡くした母親に、葬儀の場で「よくあることだから」「次の子を産めばいい」といえるでしょうか？

胎児であっても、同じです。

本来は、流産や死産であっても、喪にふくし、悲しみを癒す期間が必要です。誰かにその悲しみを語り、寄り添ってもらう期間が必要です。

しかし実際は、励ましのつもりでいわれた言葉に傷つきながら、気を遣わせてはなるまいと明るくふるまうお母さんはとても多いものです。

自然と、その話を避けるようにもなりがちです。街中で妊婦さんや赤ちゃんを見ると、傷つけたくなる気持ちが出てきても不思議ではありません。

★★★

父親との温度差

夫が共感して話を聞いてくれるタイプであれば、夫婦で悲しみを癒していくことができます。しかし残念なことに、その感覚を共有できる男性は多くないようです。

父親は比較的、楽天的な方が多く、新生児集中治療室で赤ちゃんが亡くなったとき、泣いている母親のそばで、「ところで先生、次の子どもはいつ、つくったらいいでしょう？」

と質問されるような方も珍しくありません。

私自身もかつては「流産したのは、あなたのせいではありません（ですから気に病まずに）」と励ましていたことがありました。

そのとき、お母さんは何もいわずにうなずいていましたが、きっと心の中では「私のせいではなかったとしても、悲しみは消えません」と思っていたことでしょう。

子を亡くした母親にしかわからない、深い悲しみがあります。心から共感することは難しくても、そのつらい気持ちに寄り添える存在でありたいと思っています。

最悪なのは、子どもの死をなかったことにしてしまうことです。もしなかったことにされたら、母親は誰にも悲しみを伝えられず、ひとりで抱え込むことになります。

すると、どうなるか。

表出されなかった感情はマヒして、心の奥底に抑圧されていきます。

そして、抑圧された感情は、次の子どもの育児に影響していきます。

亡くなった子どもへの感情が未消化のままなので、次の子どもに心を向けることができず、育児放棄（ネグレクト）などが起きるケースもよく見られます。

あるいは、亡くなった子どもへの思いを次の子どもに重ね合わせてしまい、いま目の前にいるその子を見つめることができなくなります。

幼い子どもは、自分が母親から見つめられているかどうかを非常に敏感に察知します。

自分を通して違う誰か（すでに亡き兄弟姉妹、あるいは、夫やパートナー）を見ていると察すると、強い見捨てられる不安、母子分離不安をもち、愛着を得ることが難しくなります。

お母さんの心のケアの難しさ

このようにお母さん自身が実母から愛着を受け取っていなかったり、心に傷を抱えているケースでは、まずお母さん自身の心のケアが必要になります。

たとえば、85ページで紹介した「不安定却下型」のお母さんは、カウンセリングを続けながら抱っこと「カンガルーケア」を続けました。父親である夫がとても協力的だったこともあり、比較的早期に母子の距離が縮まり、やがて子どもとふたりだけの時間も耐えられるようになりました。

87ページで紹介した「不安定没入型」のお母さんは、まず結婚前から服用していた抗うつ薬の処方を減らし、代わりに気分を調整する内服薬を処方しました。気持ちが落ち着いてから、本の読み語りと、子どもをほめる練習を始めました。

同時に、母親に対しても「よく子どもをほめることができましたね」と、お母さん自身をほめる治療を続けました。その結果、はじめての来院から1年6か月後には、子どもの言葉の遅れと多動は消失しました。

この母親は、現在も内服を続けながら治療中ではありますが、自分の問題を認め、困難を乗り越えていく力をもっている、立派なお母さんです。

このように、**子どもの問題行動や身体症状は、お母さんが自分の心の傷を自覚して、前向きに癒す努力を始めると、それだけで消えることがよくあります。**

私たちは、指導も支援もしません。一緒に考え、時をともにすることが大切と思っています。長い時間をかけてでも、自分の力で立ち直ることが大切なのです。

★★★
「私に問題があるのかもしれない……」と自分の問題を認められるお母さんは大丈夫

「私に問題があるのかもしれない……」

ここまで読んで、そう思えるお母さんなら、仮にいま多少の問題があったとしても、適切なふれあいによって親子間の修復が可能です。

自分の問題を簡単に認めることができる人は、多くはありません。

自分が認めたくないほどのつらいことを、他人から指摘されるのはとても苦しいことです。自分の問題に直面したくないからこそ、子どもの問題として、自分とは切り離して考えているともいえます。

もちろん親御さんも、子どもを苦しめたいわけではないでしょう。ほとんどの方は、本気で子どもを案じ、なんとかよくしたいと思っています。うまく子どもと向き合えない自分にどこかで気づき、いらだっています。

それでも、自分を変えることができないのは、必ず理由があります。

防衛本能から記憶の奥底にしまいこんで見ないようにしている、つらい過去があるのかもしれません。その記憶に直面するだけの強さがないうちに誰かからきつく指摘されたら、そのお母さんは精神が崩れてしまうかもしれません。

愛着障害を抱えている人が必死に目を背けている問題に直面するには、それだけの難しさがあります。

男性も「父性脳」に変わる必要がある

では、父親が愛着に問題をもつ場合には、どうすればいいのでしょうか?

「母性脳」ほどの劇的な変化はないにしろ、男性もまた、家族を守り慈しんでいくためには、「父性脳」に変化する必要があります。

男性が「父性脳」に変わる場合にも、父親自身が実母とのあいだに愛着を形成できているかどうかが最も重要になります。

愛着を築けているお父さんであれば、妻を信頼し、支え、家族を守っていくことができます。

しかし実際には、愛着に問題を抱えたまま父親になる男性は少なくありません。

新生児に関わる仕事をしていると、子どもに関心のない、あるいは接触したがらない父親によく出会います。

子どもができた途端、仕事や趣味に夢中になり、子どもを妻にまかせたまま家に帰らなくなるケースもしばしば見かけます。

また、幼児性が強く、妻に母性を求めていた男性の場合は、育児を放棄し、新たに自分だけを見てくれる母的存在を求めて浮気に走るケースも多く見られます。

このような父親の中には、子どもを抱っこさせると、硬直して、蒼白となり、冷や汗が出る人も珍しくはありません。

★★★ 子どもを10秒も抱っこできない父親

印象に残っているのは、1980年代に起きた事件です。

生後2か月の赤ちゃんを抱きかかえた母親が、血相を変えて緊急外来に飛び込んできたことがありました。

子どもは首を絞められたようなあとがあり、皮下出血もありました。

そのときの状況を聞いたところ、母親は、父親である夫に子どもをまかせて、近所へ買い物に出ていたといいます。家に戻ると、わが子が顔を真っ赤にして泣きじゃくっていて、となりにはただ呆然と立ちつくす父親がいたそうです。

子どもは数日入院し、幸い事なきを得ました。

しかし、問題は父親です。父親に子どもを抱かせると、顔が真っ青になり硬直し、冷や汗が出て、10秒と耐えられないのです。

この父親には、子どものとき実母から捨てられたという過去があることがわかりました。実母と親密な愛着関係をもてなかった彼は、無意識のうちに妻に母性を求めていたのでしょう。

つまり、彼にとって子どもは、自分の母を奪う恐ろしい存在であり、頭では理解していても、どうしても体が拒否反応を示してしまう。この事件も、そのような深層心理から、子どもとふたりきりになったとき、攻撃性が表出して起きてしまったのだと思われます。彼には子どもの首を絞めたときの記憶はありませんでした。

幸いこの親子は、早期に問題を自覚できたことが効を奏し、その後、母親の大きなサポートにより父親の行動療法をおこなったところ、父親は子どもと接することができるようになり、育児にも参加し、子どもは無事に成人を迎えたようです。

男性が「父性脳」に変わる方法

男性は本来、人に対して興味が乏しく、5歳児に絵を描かせると男子は万国共通

して自動車や昆虫などの動くものの絵を描きます。一方、女児は人の絵を描き、人形遊びが好きです。成人して子どもが生まれたら、母親の友人はつれそって子どもを見に来ますが、父親の友人らが来ることはまずありません。

女性は話をすることによって、脳でオキシトシンが産生されます。オキシトシンはストレスホルモンの分泌を抑制するので、脳がストレスから解放されます（残念なことに、男性にはこの効果がありません）。

赤ちゃんとふたりだけになり、黙ってしまうのはよくありません。赤ちゃんを連れて、外に出て、お友達と一緒にお話をして過ごすことが大切です。

このような男女の脳差もあり、先に述べたような育児に関われない父親は、無自覚ながら多数存在していると、いまでも私は思います。

「平日は残業ばかりでなかなか帰ってこない」「休日もあまり育児に参加しない」と奥さんに責められるお父さんは、ややもすればこのタイプである危険性が高いでしょう。

治療としては、ごく短い、5秒間のふれあいからスタートし、徐々に接触する時間を延長するような治療をおこなっていきます。

そうして抱っこができるようになったら、カンガルーケアを1時間以上おこないます。終了時に、赤ちゃんに父親の乳首をなめさせることも大切です。

カンガルーケアを繰り返すうちに、残業でまったく帰ってこなかった父親が、残業をしなくなり、早く帰宅して、母親から赤ちゃんを抱き取るようになったケースもありました。

また、子どもが生まれたときには、怖がって子どもに近寄れなかった10代の父親のケースでも、同様の働きかけにより、1か月健診時にすっかり抱っこができるようになっています。

「先生、赤ちゃんが僕の乳首をなめてくれました」と語り、ずっと抱っこしている姿が忘れられません。

肌と肌がふれあう抱っこや、赤ちゃんに父親の乳首を吸ってもらうことで、父親にもオキシトシンが放出されているのかもしれません。

第4章

母子の絆づくりは妊娠中から始まっている

——妊娠中に気をつけたいこと

★★★

妊娠期間中に気をつけたいこと

前章までで、幼少期の愛着形成がいかに大切かを説明してきました。

また、子育ての第一歩は、まずお母さん自身が「女性脳」から「母性脳」へ変化することが大切だということも、おわかりいただけたと思います。

ここからは、

「では、愛着障害に陥らないためには、どうしたらいいのか」

「どのように接すれば、しっかりとした愛着を育むことができるのか」

という疑問に具体的にお答えしていきたいと思います。

これまでにもお話ししてきたように、**母子の絆は妊娠初期から育まれます**。

妊娠期間中、さまざまなホルモンが母親や胎児の脳に作用して、母親は産む準備をし、胎児は生まれる準備をします。

この章ではまず、妊娠中から出産までのあいだ、胎児の発達と母子が愛着を築くために必要なことを紹介していきます。

【胎芽期（妊娠8週未満）……体の基礎ができる大切な器官形成期】

★★★

感染症や薬物摂取に要注意

受精卵の細胞分裂は、妊娠直後、つまり受精直後から始まります。分化した細胞は、およそ7週目までに、各種臓器として形づくられていきます。

この時期の胎児は、母体の置かれた環境から、非常に影響を受けやすくなっています。大きな奇形などの先天異常は、その多くがこの時期につくられます［図表4◈1］。

異常をもたらす主要な環境原因として、おもに次の3つがあげられます。

[図表4◆1]
人の発生と臓器の形成時期

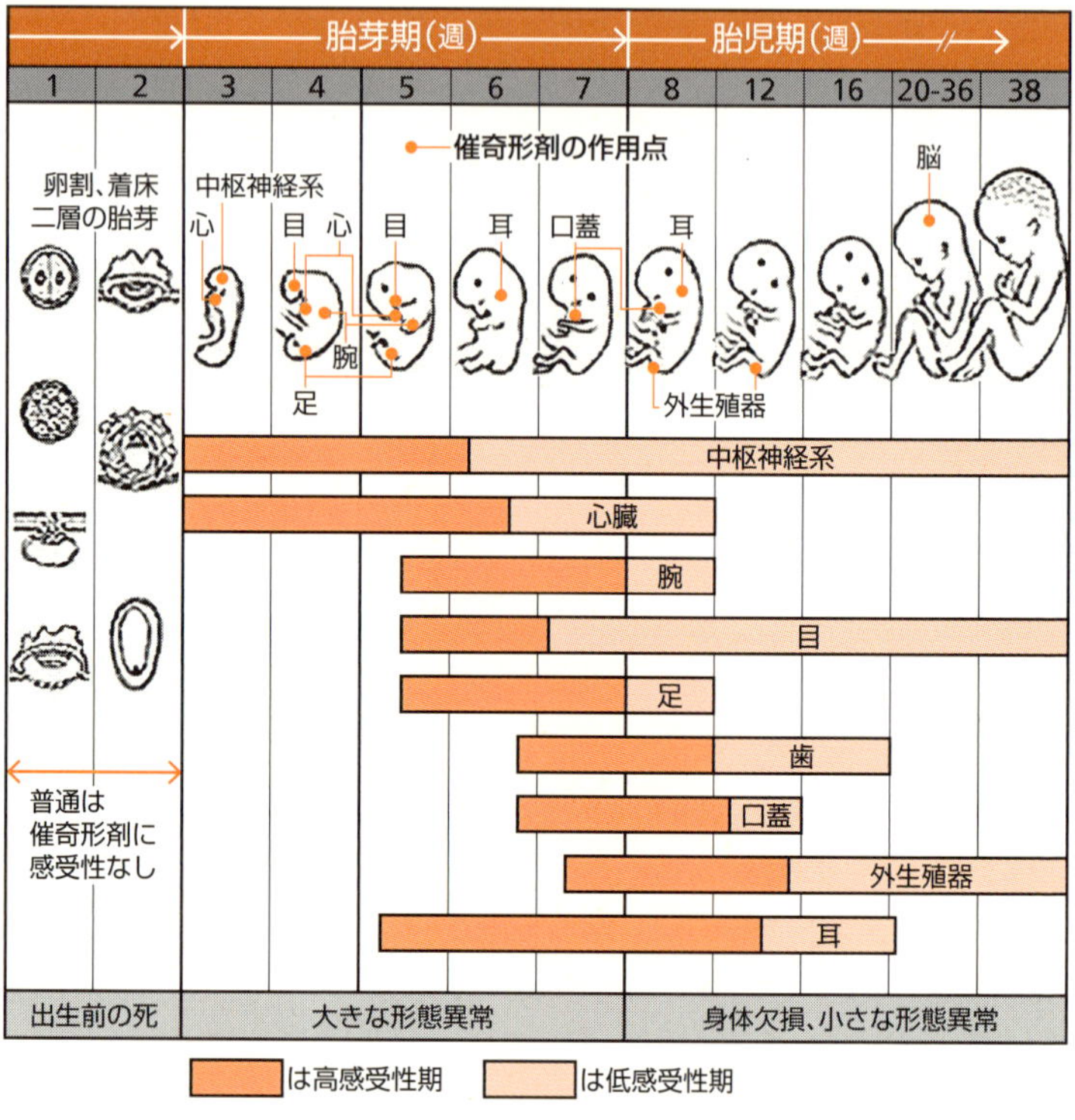

出所：Moore. K. L., *Before We Are Boorn*, 1974.

◎感染症
◎薬物摂取
◎放射線暴露

いずれも恐ろしいリスクがありますが、お母さん自身が意識的に注意すれば、避けられる原因が多いのも特徴です。

たとえば、この時期に母体が風疹《ふうしん》の初感染を受けると、胎児が「先天性風疹症候群」に陥ることがあります。先天性心疾患、白内障、難聴、精神発達遅滞《ちたい》をともなう疾患です。

現在、風疹の予防接種は2回以上受けることになっていますが、先天性風疹症候群の子どもを出産した母親は、風疹の予防接種を受けたことのない方と、予防接種を1回のみ受けた方がおよそ半々でした。

また、妊娠中に「トキソプラズマ」に初感染すると、胎児は「先天性トキソプラズマ感染症」を30〜40パーセントの確率で発症します。発症した場合は、水頭症《すいとうしょう》、脳内石灰化などが見られ、発達が遅れることもあります。

トキソプラズマは、人を含む多くの温血動物に寄生しています。ほぼすべてのほ乳類・鳥類がトキソプラズマに感染する可能性があり、とくに羊肉・豚肉・鹿肉などは寄生しやすいことが知られています。

生食や不十分な加熱によって感染することが知られており、食肉そのものだけでなく、包丁やまな板などから、ほかの食材や手を汚染することもあります。

妊娠中は肉の生食を控え、調理の前後には必ずよく手を洗い、野菜や果物もよく洗ってから食べる、園芸や猫の世話をするときにはゴム手袋を着用するなどの注意が必要です。

薬物としては、サリドマイドなどの医薬品以外にも、タバコ、アルコール、水銀などが代表的です。

タバコの煙は避け（最近話題になっているPM2・5は、黄砂よりタバコの煙に多く含まれています）、水銀を避けるために大型回遊魚の摂取は控えましょう。

【胎児期（妊娠8週以降）……脳の発達はすでに始まっている】

★★★

妊娠後期～生後6か月は、脳の成長が最も急速な時期

8週以降、分化した細胞は、それぞれの器官で増殖していきます。

心臓や肺などの臓器の機能は未熟ではありますが、出生直後から生きていけるよう、このころから独立して機能します。

神経系もまた、出生後に生き延びることができるよう、胎児期に急速な発達を遂げています。

妊娠後期～生後6か月は、脳の成長が最も急速な時期です。

脳の発達の順序としては、まず反射運動や呼吸や循環に関わる、生命維持に必要な「脊髄」「脳幹」ができます。

次に、情動に関わる「大脳辺縁《へんえん》系」と呼ばれる「古い皮質」がつくられて、最後に情操や理性に関わる「新しい皮質」の大脳ができます【図表4◆2】。

［図表4◆2］
大脳の基本的構造

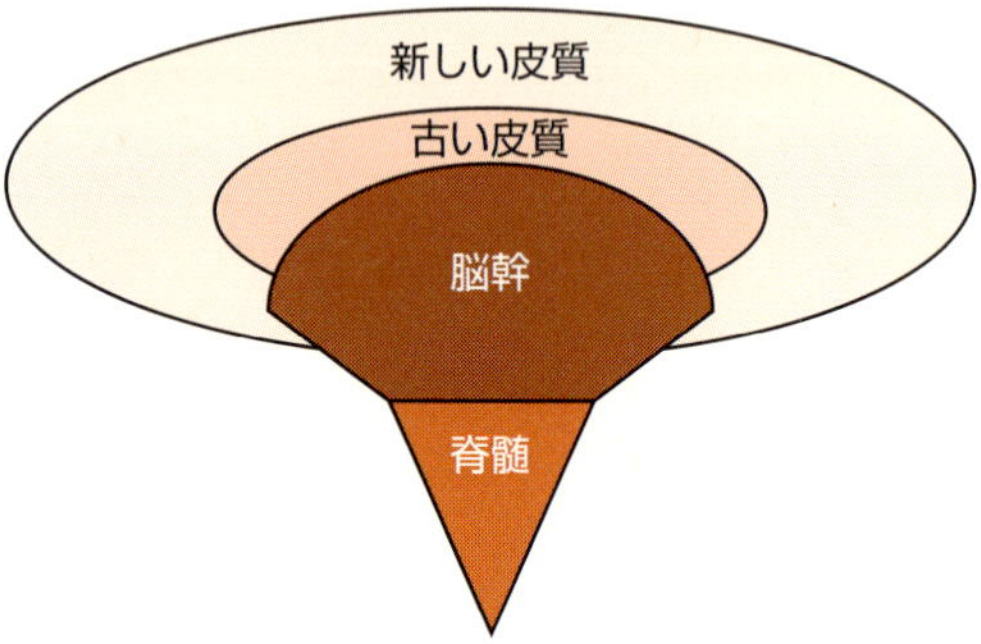

それぞれの部分で、神経細胞の枝である神経線維は「髄鞘《ずいしょう》」と呼ばれる衣をまとい、成熟します。これを「髄鞘化」と呼び、髄鞘が出来上がると、神経の情報を伝達する速度が5倍から100倍も速くなります。

髄鞘化した神経細胞は絡み合い、情報交換や記憶の貯蔵庫になる「シナプス結合」と呼ばれる、神経と神経のつながりを形成していきます。

髄鞘の構成成分は約40パーセントが水であり、残りは85パーセントの脂質と約15〜30パーセントのタンパク質です。

この時期、大脳皮質に存在するリン脂質に「長鎖《ちょうさ》多価不飽和脂肪酸（LCPUFA）」がとりこまれることによって、脳が成熟していきます。

この時期は、母体の受けるストレスがダイレクトに発達に影響します。
どのような事柄が胎児に影響を与えるのか、順番に確認していきましょう。

★★★ 妊娠前の母体の栄養状態

脳の発達がスムーズにおこなわれるためには、母体は適切な栄養を胎児に送る必要があります。

ところが、ここで問題になっているのが、母体の栄養不足および低体重です。
最近は、やせすぎの女性が増えています［図表4◆3、図表4◆4］。

やせすぎの女性は先進国の中で日本が突出して多く、母体の低体重の増加と低出生体重児の増加には、ほぼ相関性があることもわかっています［図表4◆5］。

一時期、胎児の成長が過剰にならないようにとの考えから、妊婦の栄養制限がおこなわれていたことがありますが、「生活習慣病胎児期発症説」が唱えられるようになり、最近では適切な体重増加の必要性が唱えられています［図表4◆6］。
もちろん偏った高栄養食は必要ありませんが、脳がつくられる重要な胎児期こそ、食事

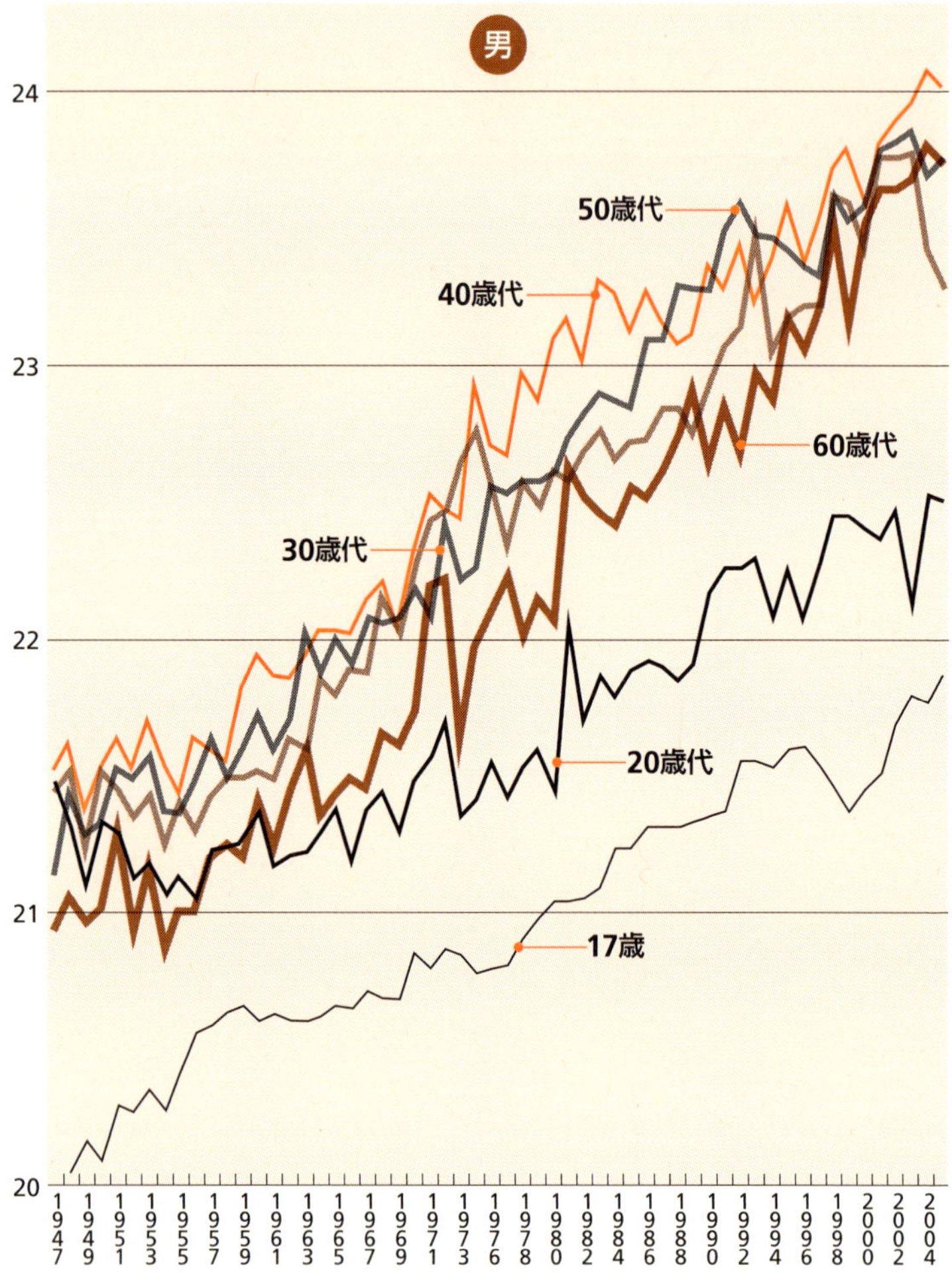
男
24
23
22
21
20
50歳代
40歳代
60歳代
30歳代
20歳代
17歳
1947
1949
1951
1953
1955
1957
1959
1961
1963
1965
1967
1969
1971
1973
1976
1978
1980
1982
1984
1986
1988
1990
1992
1994
1996
1998
2000
2002
2004

［図表4◆3］
日本人の体格の変化（BMIの推移）
（1947～2005年）

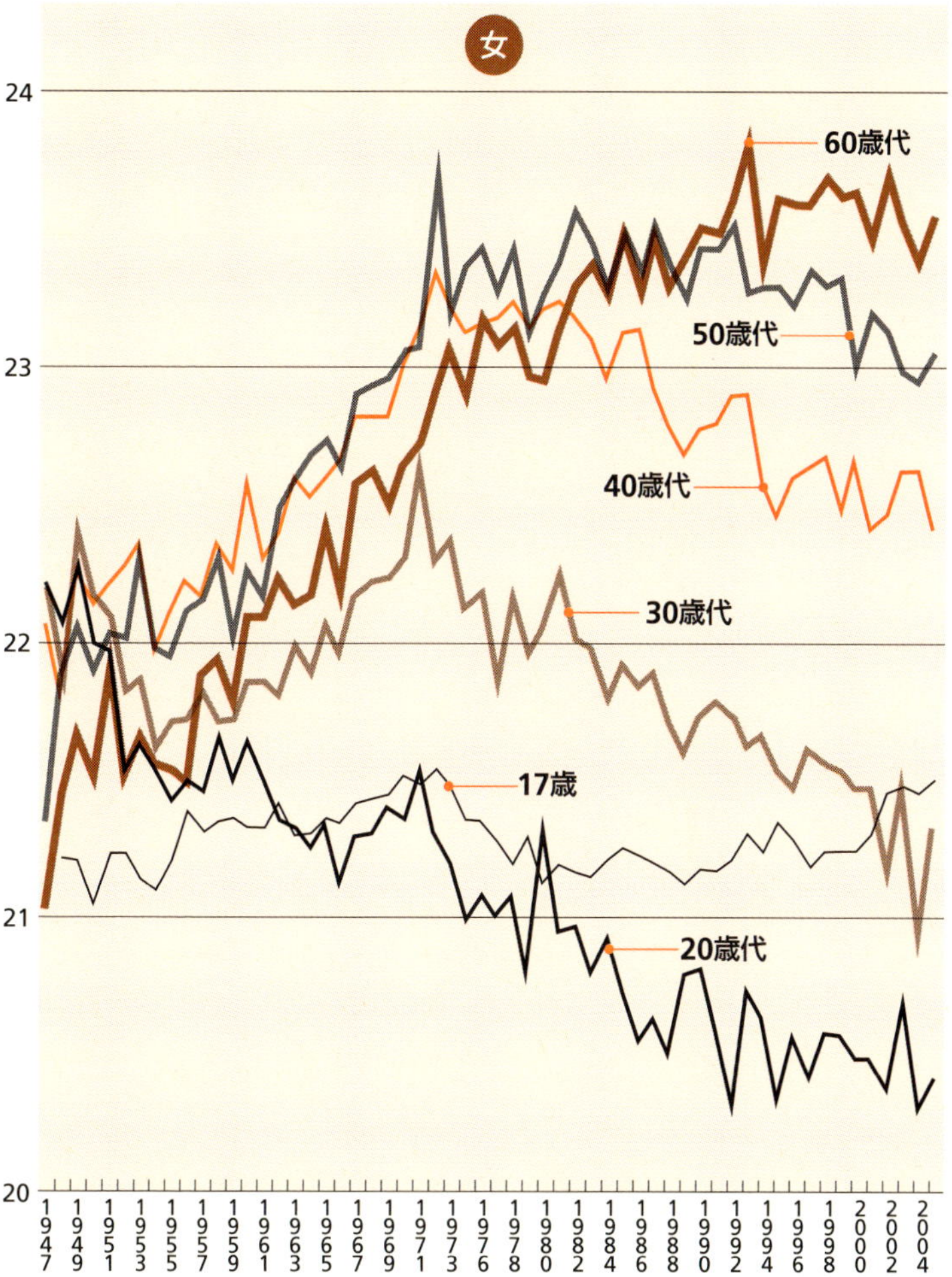

注：BMIは体格指数で体重を身長の2乗で割ったもの。25以上は「肥満」、18.5以下は「やせ」とされる。
87年までの20～29歳は20～25歳までの各歳データ及び26～29歳データから算出。
出所：国民健康・栄養調査（厚生労働省、1974年調査なし）、学校保健統計（文部科学省、17歳）.

［図表4◆4］
1人あたりGDPとやせすぎの女性の比率

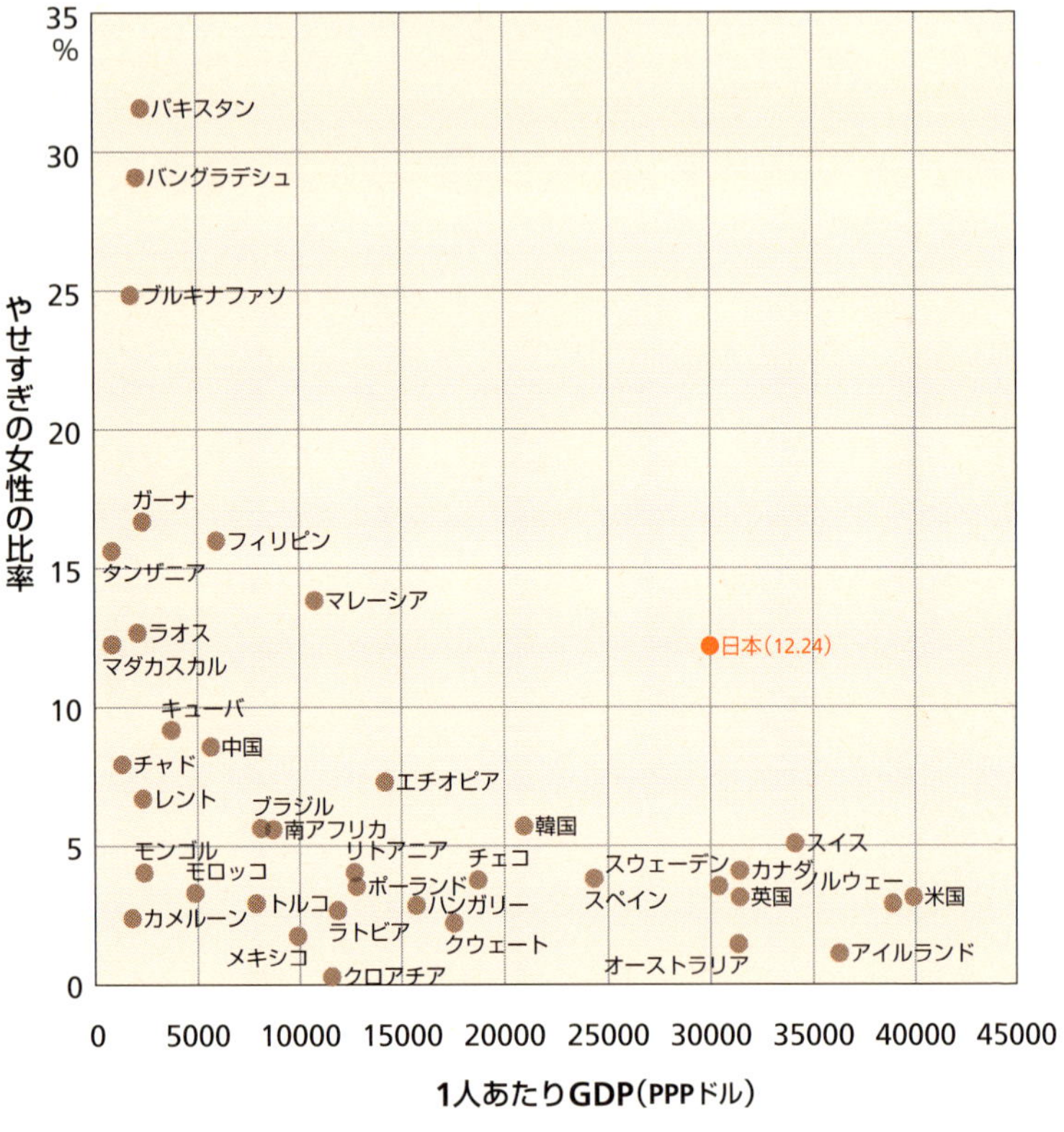

注：やせすぎの女性（BMI18.5未満）の比率はデータが得られる最新年。1人あたりGDPは2004年。
出所：WHO GLOBAL DATABASE ON BODY MASS INDEX(BMI) 2006-9-8.
1人あたりGDPは、WHO Core Health Indicators 2006-9-8.

[図表4◆5]
低出生体重児と20代のやせた女性の割合

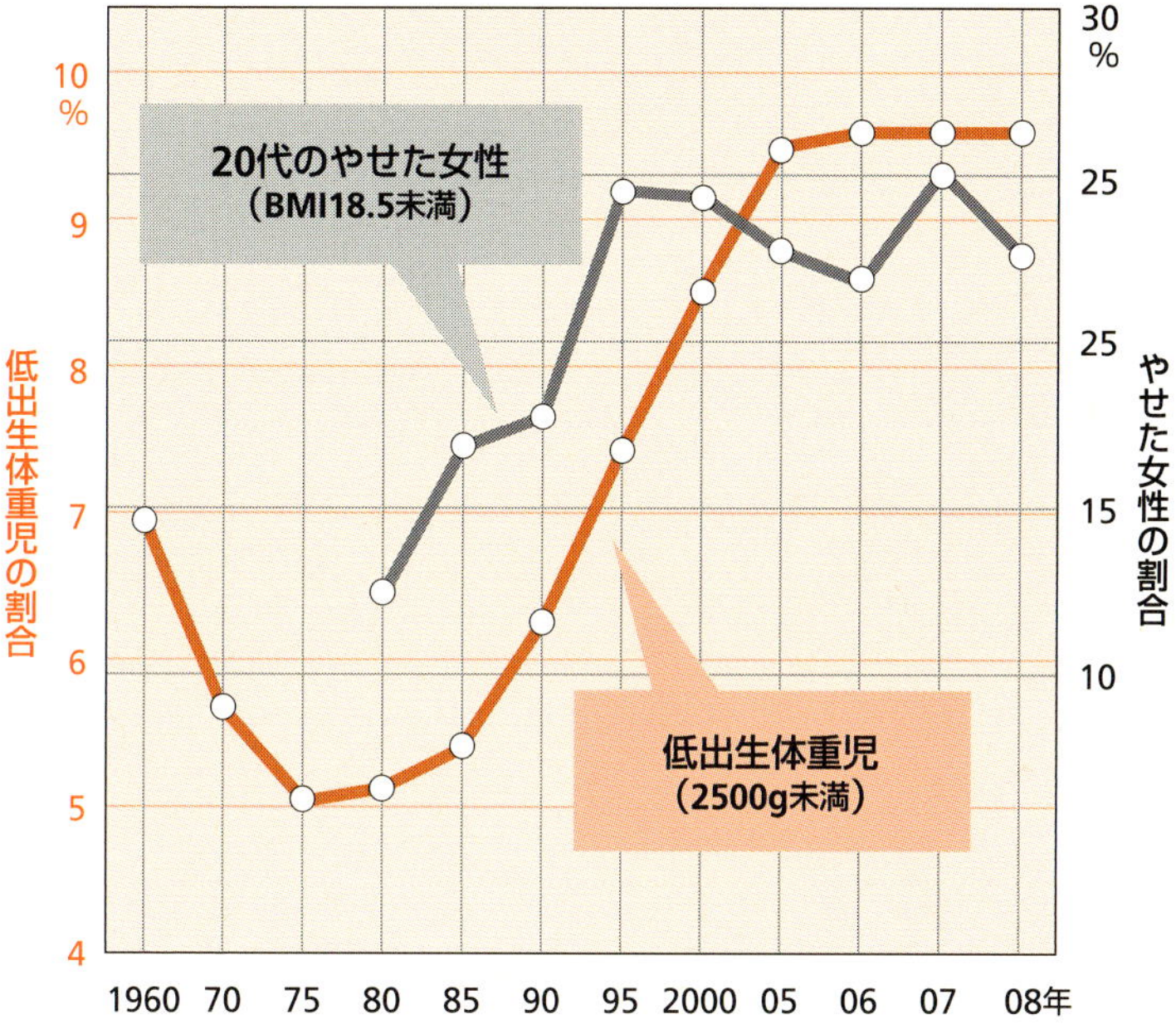

出所：母子保健の主なる統計などによる.

［図表4◆6］
妊婦の適切な体重増加

	妊娠全期間を通して	妊娠中期からの1週間あたり
やせ形（BMI18.5未満）	9〜12キロ	0.3〜0.5キロ
普通（18.5以上25.0未満）	7〜12キロ	0.3〜0.5キロ
肥満（25.0以上）	少なくとも5キロ	個別相談

の内容に気をつけて、しっかりと栄養をとってほしいと思います。

お母さんからの栄養は、赤ちゃんの脳だけでなく、当然身体の発達にも影響します。

たとえば週に1回魚を食べた妊婦は、まったく魚を食べなかった妊婦と比べて、のちに子どもが小児ぜん息とアレルギー性皮膚炎にかかる危険度が43パーセント低下するという研究報告もあります。

魚油に含まれる「ドコサヘキサエン酸（DHA）」や「エイコサペンタエン酸（EPA）」などが重要なのです。

妊娠中に「エイコサペンタエン酸（EPA）」の摂取量が多いと、子どもを産んで1週間ごろに気分が沈む、いわゆるマタニティブルーの症状が出る人も減少するようです。

マタニティブルーは白人の80パーセントに見られ

る症状ですが、日本人はかつて20パーセント程度でした。しかし、魚介類の摂取が減ってきているせいか、最近は30パーセントと報告され、徐々に増えています。

また、**「ドコサヘキサエン酸（DHA）」を積極的にとることで、早産率が低下することも示されています。**

同様の報告で、1週間に4個以上のリンゴを食べた妊婦は、週に1個、もしくは、まったくリンゴを食べなかった妊婦に比べて、子どものぜん息とアレルギーの危険度が53パーセント低下するとの報告もあります。

母体のストレスはさまざまな悪影響をもたらす

胎児の発育を阻害する要因として、母体のストレスについても触れておく必要があります。

私たちはストレスを受けると、副腎皮質ホルモンの一種である「コルチゾール」の分泌が高まります。分泌される量によっては、血圧や血糖レベルを高め、免疫機能の低下や不妊をもたらします。

また、過剰なストレスによって多量の「コルチゾール」が分泌されると、脳の海馬《かいば》を萎縮させることが、近年、心的外傷後ストレス障害（ＰＴＳＤ）の患者の脳のＭＲＩなどを例として観察されています。

視床下部《ししょうかぶ》―脳下垂体《のうかすいたい》―副腎経路の、いわゆる「ストレス経路」の形成は胎児期に始まり、乳児期から幼児期にかけて完成していきます。

母体で産生されたストレスホルモンである「コルチゾール」の90パーセント以上は、胎盤で分解され胎児には届きません。

しかし、大量に分泌されたり、胎盤の機能異常が起こったりすると、胎児の海馬にも影響が及び、コルチゾール受容体が減少して、ストレス経路に対する抑制がかかりにくくなることが予想されます。

出生後の環境も大きく影響し、赤ちゃんに強い恐怖を与えると、大量の「グルココルチコイド」が産生され、同じように海馬に悪影響を及ぼします。

少しの刺激に対して過敏に反応するような状態が生じ、そうなると行動上、学習上の異常を起こしやすくなります。

さらに年齢が上がるにつれて、うつ状態などの「気分障害」やちょっとしたことが気になったり、突然苦しくなったりする「不安障害」があらわれるようになり、生涯にわたって精神の変調をきたす可能性を残します。

さらに、母体の自律神経系の緊張により、血管が収縮し、子宮に流れる血流が減ると、胎児の発育が阻害され、低出生体重児の出生率が高まる可能性も考えられます。

もちろん、早産や低出生体重児には原因不明で避けられないものもありますが、要因となりうる環境はできるだけ避けるようにしてほしいと思い、このように書いています。

★★★ 赤ちゃんは出生後3日以内に、母親の声を聞き分けている

出生後3日以内に母親の声を聞き分ける赤ちゃんは、すでに胎児期に母親の声、心臓の音、血液の流れる音などを聞き、とくに母親の声を記憶していると思われます。

リラックスした気持ちで赤ちゃんに語りかけると、声は届き、精神的な安定により、交感神経の緊張がとれて子宮に流れる血液も増えて、赤ちゃんには多くの酸素と栄養が運ばれ、よりよい発育が望めます。

音楽を聴くなどの胎教がすすめられる理由のひとつは、妊婦の精神的な安定が得られるからです。

一方、母親が恐ろしい場面を見たり、恐ろしい思いをしたりすると、子宮の血流が低下して、胎児は動かなくなります。

たとえばこんなエピソードがあります。

ある夫婦が楽しそうに外食をしていました。母親は夫に「赤ちゃんがお腹の中で、よく動いている」といって、ふたりでお腹をさすっていました。

ところがその店内で、突然店主と客が怒鳴り合いの喧嘩を始めました。

母親はびっくりして震えはじめ、同時に、胎児はまったく動かなくなったのです。夫婦はあわてて外に出ましたが、その後しばらく胎動は止まったままでした。

このようなエピソードからも、**母親の精神状態が胎児の発育に直結している**ことがおわかりいただけるのではないでしょうか。

お母さん自身がリラックスを心がけるのはもちろんのこと、妊婦のまわりにいる人は、ゆったりとした時間を過ごし、笑い声の絶えない環境で過ごせるよう努力が必要です。

★★★

喫煙など有害物質の暴露を避ける

妊娠8週未満は、放射線や飲酒、喫煙の害を最も受けやすい時期です。8週以降がそれに続きます。

とくに神経系は長期間にわたって影響を受けやすく、出生時にいちばん奇形が多く見られる器官は、脳になります［**図表4◈7**］。

タバコの煙に含まれる有害物質や一酸化炭素は胎児に低酸素状態をもたらし、胎児の発育を阻害したり、出生後の行動上、学習上の異常をもたらしたりします。

喫煙する妊婦は、喫煙しない妊婦に比べて、

◎早産する割合が1・4～1・5倍
◎1日20本以上喫煙する場合は、出生体重が平均して200グラム減少
◎生まれた子どもが「乳幼児突然死症候群（SIDS）」で死亡する確率が4・8倍
◎小児ぜん息の発症が1・75～2・25倍
◎1日20本以上喫煙すると、成長した子どもが暴力犯罪にいたる率が2倍、常習犯罪者

[図表4◆7]

出生時のヒトの器官に見られる主要な奇形の頻度

器官	頻度
脳	10：1000
心臓	8：1000
腎臓	4：1000
体肢	2：1000
その他すべて	6：1000

出所：Connor, J. M., Ferguson-Smith, M. A., *Essential Medical Genetics*, 2nd ed. Oxford, Blackwell Scientific Publications, 1987.

にいたる率が1・8倍

などの報告があります。

また、喫煙者のパートナーをもつ妊婦については、次のような数字が出ています。

◎低出生体重児を出産する割合が1・2倍

◎パートナーの喫煙数1本あたり、出生時の体重が平均6グラム減少

◎小児期の知能が5パーセント低下

◎注意欠陥多動性障害や行為障害の発症率が1・5倍から4・5倍に増加

さらに、**喫煙に飲酒が加わると、低出生体重児となる確率が30パーセント近く増加するとの報告も見られます。**

妊婦のアルコール摂取による「胎児性アルコール症候群（FAS）」も、日本ではアメリカの10分の1ではありますが、1万人に1人は発症するとされています。

胎児性アルコール症候群（FAS）は発育が悪く、頭や顎が小さいなどの特徴があり、小脳・脳梁《のうりょう》・前頭葉《ぜんとうよう》が萎縮するなどの障害も起こります。

そのため、物事の優先順位がつけられない、計画性をもって実行できない、集中力や注意力の持続性がないなど、学習・行動上の障害もあらわれます。情動に関する問題も生じており、自己の感情の抑制ができないなど、社会生活に関しても困難が生じます。

妊娠期間中のお母さんは、くれぐれもパートナーとともに、喫煙、飲酒などの影響から胎児を守ってほしいと思います。

★★★

出産は家族も立ち会いを

理想的な出産環境は、母体の体調やそれぞれの家族の考え方によって違うでしょう。

それでも私はできることなら出産時にはぜひ、父親も立ち会ってほしいと思っています。

陣痛時に母親の手を握り、ひたいの汗を拭くなどして励ますことで、育児が夫婦の共同作業であることを、父親も実感することができます。

分娩台のない助産院では、夫にしがみついて、あるいは前かがみで、夫に支えてもらってのお産があります。

重力の方向に従って、父親に支えられてのお産なので、4000グラムを超える赤ちゃんも比較的容易に生まれてきます。140センチほどの身長の母親も、比較的無理なく出産しています。

出産・育児というと、どうしても母子がメインになりがちですが、こうして出生時より父親が育児に参加することで、お母さんの精神が非常に安定します。

お母さんが夫に支えられて精神的に安定することは、子どもの愛着形成にあたって大きな意味をもちます。

また、父親が精神的、経済的、環境的に母子を守る役割を果たしていると、母親もまた、精神的、時間的に、安心して育児に専念することができます。育児に没頭することで、母親には、脳が母性化していく機会が多く与えられます。

出産は、人間の一生で最も死亡率が高いときです。

水中生活をしている胎児が、いきなり大気中に出てきて、自分で呼吸を始めなければならないのです。

とくに出生後2時間は危険な時間です。出生後の急変は、この時間に集中しています。

母親と赤ちゃんをふたりだけにすることは避け、実母や夫以外に、急変に対応できる助産師、医療従事者が見守ることが大切です。

お母さん、お父さんはそれぞれの慈しみ方で、話しかけ、ふれあいます。この時間は、赤ちゃんの愛着形成はもちろんのこと、親側の育児放棄(ネグレクト)を防ぐ効果もあります。とはいえ、さまざまな事情で父親の立ち会いや、出生後すぐの面会時間をとるのが難しい場合もあると思います。

そういう場合も、ダメだとあきらめることはありません。

ここでお伝えしているのは、あくまでも理想的な環境のことであり、すべてできなければいけないわけではありません。

何より、子どものためを思って、どのようにすればいいかと考えている、自分のことよりも子どものことを大切にすることが重要です。その思いは必ず子どもに通じるでしょう。できる範囲で十分なので、取り入れていきましょう。

★★★

出産直後の母親の言葉に注目する

周産期センターに隣接する「みずまき助産院　ひだまりの家」では、誕生してすぐ、へその緒がついたままの赤ちゃんを、まずお母さんの胸に抱いてもらいます。

お母さんは、はじめての赤ちゃんとの対面に大きな感動を覚えることでしょう。

お母さんの通常の反応としては、無事に生まれてきた赤ちゃんに自ら触れようとし、語りかけ、喜びをあらわします。出てくる言葉も子どもが主体で、肯定的な言葉が見られます。はじめての言葉としては、次のような言葉が聞かれます。

「かわいい」

「目が大きい」

「鼻が高い」

「こんにちは」

「お父さんにそっくりね」

「夢みたい」

「男の子（女の子）でよかった」

［写真4◆1］
周産期センターに隣接する
みずまき助産院ひだまりの家で

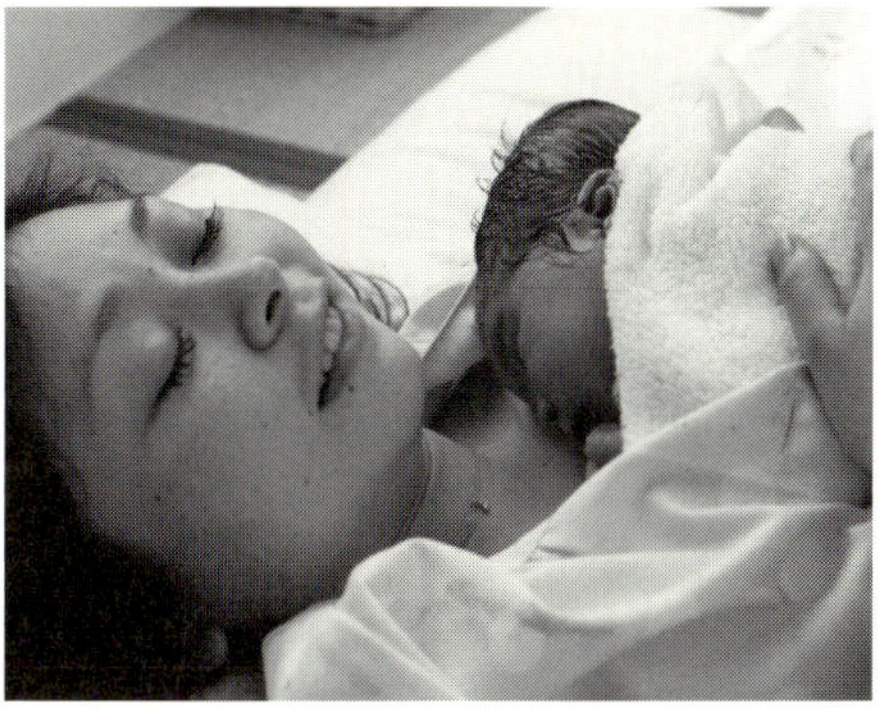

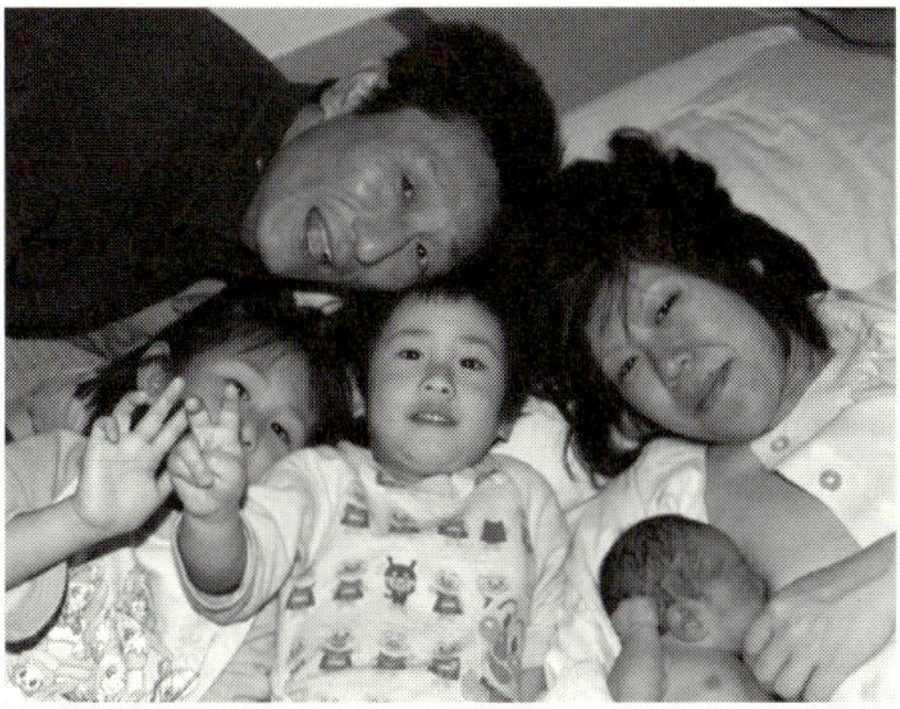

「元気で嬉しい」

これは、一見して異常が見られる赤ちゃんでも同じです。

悲しい例ではありますが、以前、無脳児を妊娠していることが判明した10代の若い母親が、当院へ緊急転院してきたことがあります。

出産したものの、呼吸も十分ではなく、残された時間が長くないことは、誰もがわかっていました。

しかし母親は、最期のときまで、ずっとその子どもを見つめ、抱きしめ、「かわいい、かわいい」と繰り返し、自分の乳首を吸わせ、語りかけていました。生命現象が消えたあとも、丸一日ずっと見つめて一緒に過ごしました。

また、あるときには40歳の母親が、両足の膝から足先までに、ひと目でわかる奇形をもった赤ちゃんを出産しました。

父親はその子どもを見た瞬間に青ざめ、冷や汗が出て卒倒しそうになり、「妻には見せないでほしい」といいました。

しかし、産んだ母親に、子どもを見せないことなどありえません。私は赤ちゃんを連れて母親のもとへ行きました。母親は涙を流して喜び、こういいました。

「足の奇形は、将来、義足を使えばいいことです。私もやっと子どもを産むことができた。

嬉しい、かわいい」

とても幸せそうでした。

もう20年以上前の出来事ですが、この子はきっと幸せな大人になっているだろうと思います。いまでも思い出しては、私も幸せな気持ちになります。

★★★ 否定的な言葉が出てきたら要注意

しかしその一方で、幼少期に誰からも認められず、肯定されずに生きてきた母親は、どんなにかわいらしい赤ちゃんであっても、次のような反応をします。

まず、自分から触れようとしません。

はじめての言葉も、子どもへの語りかけではなく、周囲のスタッフへのお礼や自分を気づかう言葉が多くなります。

子どもへの言葉であっても、否定的な内容が多くなります。

「お世話になりました」

「ありがとうございました」

「痛くて我慢できません」

「奇形はありませんか？」

「なんか変な感じ、気持ち悪い」

「いやだ、女の子じゃないんですか？」

「男の子じゃないなら、もうひとり産まないといけないのかしら……」

「私の母には触らせないでください」

「向こうに連れていってください」


このようなお母さんは、周囲からの精神的なケアが必要になると思われます。

実際に「向こうに連れていってください」といった母親は妊娠中、胎児が希望していた性別ではないと判明してから気分が沈みはじめ、自殺念慮もあらわれていました。

マタニティブルーも見られ、産後うつ病も発症しました。とても危険な状態だったので、家族にいつもそばにいるよう説明して、精神科も紹介しましたが、2回通院したあと、自ら命を絶ってしまったと聞きました。

このように非常に残念な最悪のケースも、実際にはそう珍しいことでもありません。

妊娠・出産後しばらくは、オキシトシンの効果により、愛着に問題を抱えた女性がそれを克服する非常に重要な機会でもあります。

ぜひ、専門的な知識をもった援助者からのサポートを受ける体制ができてほしいと思います。

★★★ もっと頼りにしたい助産師などの専門家

生まれてまもない乳児の泣き声をよく聞いてみると、「お腹が空いた」「眠たい」「痛い」「怖い」の4つに大別できると第1章で述べました。

子どもと愛着を形成するには、このような子どもの要求を感じ取れる感性を獲得することが大切です。

また、**母親が子どもの発するサインを理解する余裕をもつには、まず母親自身が精神的に安定している必要があります**。そのためには、周囲の人たちが、妊婦のそばにいて、受容的な態度で支えることが重要です。

しかし実際には、安心して子どもに没頭できる環境は、現代社会や現在の医療体制の中では難しいように思います。

実母が産後のわが子のそばにいて、これから母親になろうとする女性を全面的に受け入れ、否定せず、指導せず、困ったときにだけいつでも手を差し伸べられる状況は少なくなっています。

そこで登場するのが助産師です。周産期センターには、助産師をめざす学生のための福岡水巻《みずまき》看護助産学校も隣接しています。

助産師は本来、助「産婦」であり、文字どおり、産婦を助ける人です。専門的な知識と技術とを身につけて、子どもを産む母親のそばにいて、出産前から母子が愛着を育む手助けをするのが助産師の役割です。

日本人の産婦は、産後1週間までに約30パーセントの確率で気分が沈むマタニティブルーに陥りますが、自分を否定せずに受け入れてくれる誰かがそばにいるだけで、その発症は軽減します。

また、**生後1か月ごろに生じる産後うつ病は、人種間、地域間に大きな差はなく15パーセント程度発症するといわれていますが、助産師の有効な介入で予後に大きな差ができ、抗うつ剤、安定剤などの服薬率を0パーセントまで軽減できることもあります。**

このような周囲の人の助けにより母親に精神的な安定がもたらされると、子どもをじっと見つめることに苦労がなくなり、表情の変化に気づきやすくなります。

子どもが何を求めているのかをまず感じられなければ、適切な対応ができません。

子どもを抱っこして、聞いて、見つめて、声を感じ、表情を感じ、要求を読み取り、適切に反応できるようになる。そのトレーニングをすることが、親になることのはじまりといってもいいでしょう。

第5章

脳の発達に合わせた 0歳から2歳までの育て方、11のコツ

★★★ 脳は、環境に適応しながら発達していく

この章と次章では、誕生後の赤ちゃんの脳の発達に合わせて、どのような働きかけをすれば適切に愛着を育んでいけるかを具体的に解説していきます。

全体で20のポイントにまとめてあるので、ぜひできることから始めていただければと思います。

具体的な説明に入る前に、もう一度、脳の発達のプロセスをおさらいしておきましょう（少し難しい専門用語も出てくるので、わかりづらい場合は飛ばしていただき、142ページから読んでいただいても構いません）。

赤ちゃんは誕生の瞬間から、いっせいに多くの刺激を受けはじめます。

脳は、胎児期の9か月ごろには、ほぼ成人と同じ形になり、神経細胞の数もほぼ同等になります。しかし、出生時の重量は380グラムほどで、大人の1250〜1400グラムにははるかに及びません。

基盤となる機能は生まれる前から準備されますが、生まれたあとに、周囲の刺激によって環境に適応しながら、急速な発達を遂げていきます。

前章で説明した神経と神経を結ぶ「シナプス」は、生後約3か月のうちに50兆個から1000兆個ほどまで増加します。

しかし、この増加したシナプス回路は、そのまま保たれるわけではありません。増殖したあと、脳の中でシナプスの取捨選択がおこなわれます。

外部からの刺激を受けたシナプスだけが残り、刺激を受けなかったシナプスは、「この環境で生きていくためには、必要のない機能」と判断されて消えていきます。

このような必要な機能の取捨選択期間が、第1章でもお話しした「敏感期」にあたります。

★★★

白質と灰白質の量が、脳の健やかな発達のひとつの目安

ヒトは「敏感期」を経て、環境に適応して生きていくための、効率のいい神経回路を確立するのです。

また、ヒトの神経線維は、「髄鞘《ずいしょう》」と呼ばれる神経の衣をまとうことで成熟していきます。この「髄鞘化」が脳の神経の発達です。

髄鞘が出来上がると、神経の情報を伝達する速度が5倍から100倍も速くなります。

生まれてすぐの脳内では、おもに「脊髄」と「脳幹（延髄、橋《きょう》、中脳）」間で髄鞘化が起こっています。

脊髄は、皮膚や筋肉と直接連絡する末梢神経をつかさどります。

脳幹は、首から上の筋肉を制御したり、呼吸を制御したりする脳神経の中枢がある場所です。

そのため、新生児の身体運動は「原始反射」と呼ばれるものが主体になります。

しかし、誕生後まもなく、小脳と中脳が髄鞘化されます。

［図表5◆1］
被虐待児で異常が指摘されている脳領域と臨床症状

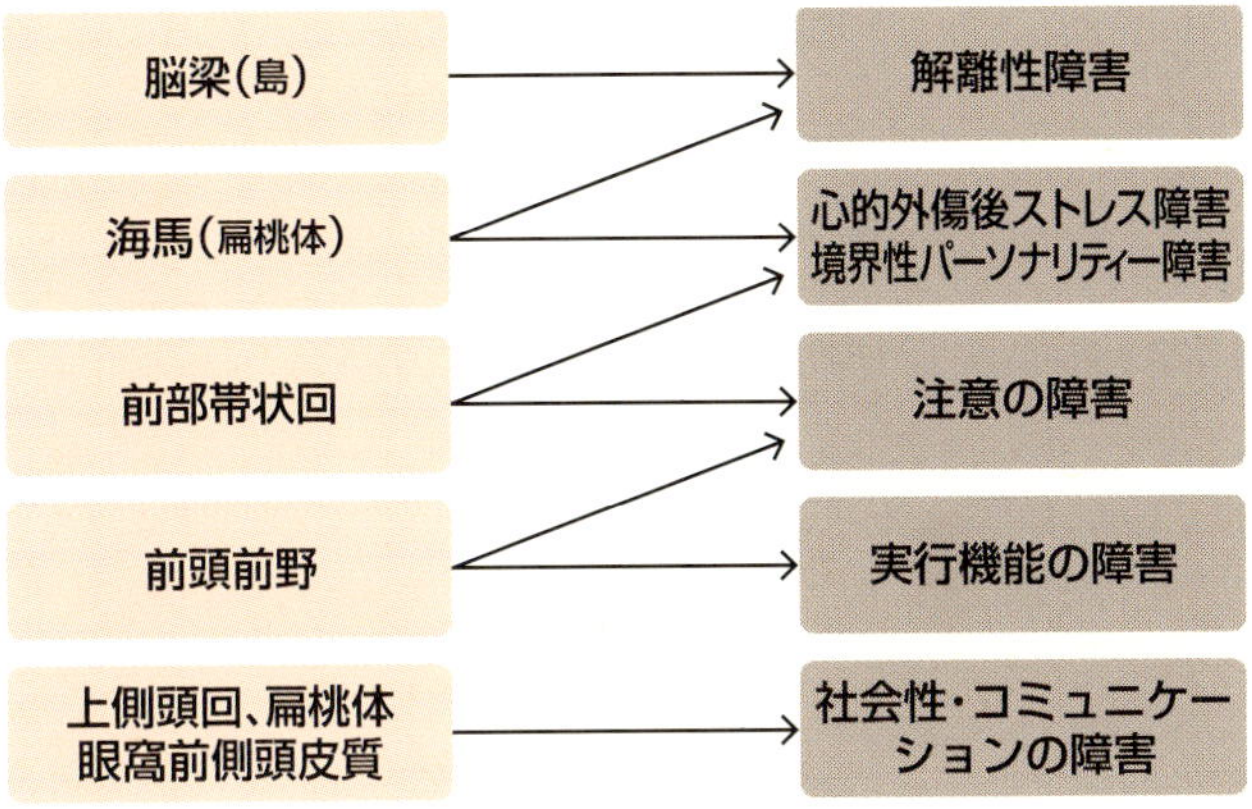

出所：田村立、遠藤太郎、染矢俊幸「虐待が脳におよぼす影響」『精神医学』第48巻7号、p724-732、2006年.

3～4か月になると、頭頂葉の表面下にある神経線維の層「白質《はくしつ》」の髄鞘化が進みます。

白質に対して神経細胞の集まった部分を「灰白質《かいはくしつ》」と呼び、大脳表面や脊髄の中心は灰白質でできています。

この白質と灰白質の量が、脳の健やかな発達のひとつの目安になります。

実際に、生まれてすぐに親から離され、適切な養育を受けられなかった子どもは、一般の家庭で育てられた子どもと比べて、白質と灰白質の量がともに少ない傾向にあると報告されています。

また、比較的、発達障害が多いことも知られています。「不適切な養育」を受けると、脳の発達に必要な刺激が不足しがちなことがわかります［**図表5◆1**］。

★★★

脳の基本的な部分はほぼ2歳で完成する

聴覚、味覚・嗅覚、触覚、視覚などをつかさどる「体性感覚野」、全身の筋運動を起こす電気信号の出ていく「運動野（前頭葉後部《ぜんとうよう》）」は、出生時にはすでに髄鞘化が始まっていて、1歳半ごろをピークに発達し、約2歳ごろに完成します。

1歳半以降になると、「手続き記憶（のちに述べる長期抑制）」や、「記憶」をつかさどる部位の発達が進みます。

「視床」「基底核《きていかく》」「辺縁系《へんえん》」の一部も、誕生後1年から2年で髄鞘化されますので、**ヒトの脳の基本的な部分の完成は、ほぼ2歳ごろと考えてもいいでしょう。**

そのころには歯も生えそろい、ひとりで生きていく体がほぼ完成します。

また、生まれたばかりのころは、右脳と左脳を結ぶ「脳梁《のうりょう》神経」が未発達で、左右はほとんど分離しています。この左右のつながりはゆっくりと形成され、6歳までに完成すると考えられています。

この時期に「不適切な養育」が加わると、広範囲な脳領域の形成が不十分となり、コミュニケーション障害や注意障害、運動障害などの、さまざまな症状をあらわします。

大脳皮質は髄鞘化が遅く、なかでも前頭葉と側頭葉ではとくに遅いため、髄鞘形成が完成するのは10歳以降になります。

その後も神経の絡みは増えていき、20歳過ぎまでゆっくりと成熟は進みます。

このように、脳はそれぞれの機能をつかさどる部位ごとに発達の時期が違います。

それらをふまえて、ここからは、急激に脳が発達する最も重要な0歳から2～3歳までの発達に合わせて、期間ごとの適切な関わり方を説明していきたいと思います。

【0歳0か月～2か月……母乳育児を確立する時期】

★★★ 1……母乳育児は愛着形成の最初の一歩で、最も重要な要素です

赤ちゃんをやさしく抱いて、目を見ながら、母乳を授ける——。

当たり前に思えるこの一連の幸せな光景は、母親が母親になるために大切な行為でもあります。

子育てに興味のある方であれば、近年、母乳育児の重要性が非常に見直されていることはご存じでしょう。

母乳育児は「母子の愛着」を育むための最初の一歩であり、最も重要な要素です。ときどき母乳育児を特別なことのように考えている人と出会いますが、それは違います。

そもそも母乳育児は、ヒトの出産・子育てにおいて、とても自然なことです。

女性が妊娠して赤ちゃんを産むと、ホルモンの作用で体が変化して母乳が出るようになります。

赤ちゃんはつかまって立てるようになるまで、母乳だけでも育ちます。

これはヒトだけでなく、ほ乳類すべての自然な姿です。人間の赤ちゃんは人間の、牛の赤ちゃんは牛の、やぎの赤ちゃんはやぎの、自分のお母さんの乳を飲んで育ちます。

とくに初乳には、脳の発達に不可欠な「長鎖《ちょうさ》多価不飽和脂肪酸」（ＬＣＰＵＦＡ）が、新生児の脳に存在するのと同じ濃度含まれています。

脂肪酸やリン脂質の代謝異常は神経発達や精神障害に関与しており、とくに脂肪酸代謝は発達障害などにも関与していることが推測されています。

母乳で育った子どもは、人工ミルクで育った子どもに比べて組織中のＬＣＰＵＦＡ濃度が高く、大脳皮質のＤＨＡ量が多いという報告もあります。

★★★ 2 ……母乳育児で「女性脳」を「母性脳」に変えましょう

母乳育児によって、赤ちゃんが健やかに発達するだけでなく、お母さん自身も子育てのしやすい体に変化していきます。

繰り返しになりますが、「女性脳」を「母性脳」に変化させるオキシトシンは、母親の脳でつくられ、血液中に移行し、陣痛や射乳をもたらします。母乳はお母さんの血液からできているので、当然、母乳の中にもオキシトシンが含まれます。その濃度は血液中より高くなります。

授乳中に増加するホルモンはオキシトシンだけではありません。赤ちゃんがお乳を吸うことによりあふれ出る「プロラクチン」と呼ばれる、母乳をつくるホルモンも増加します。

動物実験ではプロラクチンが増えると、巣づくり行動などの母性行動が盛んになることが知られています。母乳育児をおこなっている母親は、1か月健診時の不安が少なく、プロラクチンにより精神的な安定が得られるようです。

このように母乳育児をする母体は、さまざまなホルモンによって「女性脳」から「母性脳」になるだけでなく、大変な子育てをこなしていけるだけの体力、気力にも恵まれるようになるのです。

とくに生後2か月ごろまでの乳児は満腹感に乏しく、何度も母乳をほしがります。すると、授乳によって母乳をつくるホルモンのプロラクチンが増加するため、この時期はお母さんも授乳すればするほど、母乳の分泌が増していきます。

プロラクチンは、母乳をつくるように働きかけるほか、母親に精神的な安定感ももたらします。

愛着に問題をもった女性であっても、この時期に授乳がうまくいき、オキシトシンの作用によってしっかり「母性脳」に変わることができれば、その後、子どもとの愛着を結びやすくなります。

生後2か月間は、母乳育児を確立するためにとても大切な2か月間であり、同時に、母親になるためにとても重要な時期ともいえます。

なお、この時期にもし母乳が不足し、ゴム乳首で人工ミルクを与えてしまうと、母乳育児が難しくなることがあります。

ほ乳瓶でミルクを飲むのは、お母さんの乳首から母乳を飲むよりも、赤ちゃんにとってとてもラクなのです。半分の力で、先のほうだけを吸えば、同じ量を飲むことができます。

赤ちゃんは適応能力が高いので、ほ乳瓶のラクさを覚えると、母乳にも同じようなラクさを求めるようになります。そうなると、乳首の先だけを吸うようになり、乳首が切れて、お母さんはその痛みから、授乳をいやになってしまうことがあります。

赤ちゃん自身も、吸うのが大変な母乳よりもラクなミルクを好むようになってしまうので、注意が必要です。

★★★

3

……赤ちゃんの目を見ながら、語りかけながら、授乳しましょう

しかし、ただ母乳をあげればいい、というわけではありません。

抱っこして母乳を与えていても、子どものことを考えず、テレビや携帯画面を見ながらの授乳では、十分にオキシトシンが出ない可能性があります。

日本小児科医会の報告によると、約70パーセントの母親が母乳を与えながらテレビやビデオを見たり、携帯でメールをしたりしています。

そのような状態では、オキシトシンの分泌が低下する可能性があります。オキシトシンの分泌がないまま母乳を与えても、脳は母性化しません。

授乳するときは、きちんと赤ちゃんの目を見ながら、やさしく抑揚をつけて語りかけながら授乳することです。どのように語りかけたらいいかわからないときには、わらべ歌の歌いかけがいいでしょう。

このころになると、赤ちゃんは、お母さんの表情のマネもします。

赤ちゃんがマネをすることを「新生児模倣」といいます。何気ないように思える

模倣ですが、これも脳の発達、そして愛着形成に欠かせない要素です。

模倣を引き出すには、少しコツがいります。

赤ちゃんが目を覚ましてよく動いているときを見計らって、まず目を合わせ、顔を動かして追視してくれるかどうかを見てみます。

追視をしてくれたら、舌を出してみます。

舌を見てくれたら、3秒ほど舌を出して、ひっこめます。それを繰り返していると、赤ちゃんもマネをしてくれるようになります。

赤ちゃんの脳の発達、そして愛着形成の第一歩は、こうしたお母さんとのコミュニケーションです。

いくら母乳をあげていても、その間、携帯電話でメールやインターネットを見ていては、十分なコミュニケーションはできません。きちんと目を見て、語りかけながら抱っこしましょう。

しかし、メールをしながら母乳を与えるのは母親のせいではありません。母子がふたりだけで取り残された結果、外部とのつながりを求めてメールがやめられなくなってしまうのです。周囲は、母子を孤立させないようにすることがとても大切です。

なお、母親に痛みや悩みごと、緊張感などがあると、子どもは敏感に反応して「見捨てられる不安」を感じてしまいます。

わかりやすい例が夫婦喧嘩です。

母親は不安定になり、子どもも両親の不仲に恐怖を感じ、乳幼児期ではストレス経路に傷を残すかもしれません。

子どもの前での夫婦喧嘩は、心理的な虐待に分類されています。

また、この時期の赤ちゃんは、本能として、放置されると強い恐怖を感じます。

聴覚や嗅覚、触覚に頼って母親を識別するこのころは、つねにお母さんのにおいの届く場所、声の聞こえる場所に赤ちゃんを寝かせるようにしましょう。

★★★

4……赤ちゃんとたくさんスキンシップをとりましょう

授乳時以外にも、つねに赤ちゃんとのスキンシップを欠かさないようにしたいものです［図表5◆2］。

近年では、新生児に触覚刺激を与えると、新生児の脳は刺激を受けた部分に一致する脳

［図表5◆2］
とくにふれあいが必要なシチュエーション

◎授乳中
◎泣いたとき
◎ぐずったとき
◎不安そうなとき
◎甘えたそうなとき
◎子どもが近くに寄ってきたとき

領域だけではなく、反対側の脳領域や、周辺の脳領域も活性化することが、京都大学の明和政子先生らの研究で明らかにされています。

触覚刺激によって脳の発達が促進される可能性があるということです。肌と肌がふれあうように抱っこするカンガルーケアをすることで、脳機能が高まるという報告は以前からありました。

さらに、体をなでるタッチケアによって発育がよくなる、入眠までの時間が短縮する、赤ちゃんのストレスホルモンが減少するなどの報告も見られ、**触覚刺激は、成人とは比べものにならないほど、赤ちゃんに大きな効果をもたらします。**

とくにお母さんに抱っこしてもらうことは、子どもの愛着を育み安定させる、非常に有効な手段のひとつです。

にもかかわらず、お姑さんや実母から、こんな言葉をかけられるお母さんはまだ多いようです。

「抱きぐせがつくから、あまり抱っこばかりしていてはよくないわよ」

この「抱きぐせ」という言葉は、愛着障害を増やした最大の原因だと私は思います。

スキンシップは愛着を育む最も重要な要素であり、対人関係のぬくもりを伝える行動としても、とても効果的なものです。

新生児期、あるいは2〜3歳を過ぎても、子どもが近寄ってきたとき、不安そうなとき、甘えたいときは、いつでも抱きしめて、ふれあう時間を増やしましょう。

子どもが困ったときの助けが愛着です。

★★★

乳幼児健診で気になる症状を見せた子どもたちの事例

ここで、実際に私が関わった母子の例を紹介します。

私たち小児科医は、乳幼児健診で毎年多くの親子に出会います。

なかには、「愛着障害」とはっきりわかるほどの問題行動はないものの、少し気になる親子がいます。

1か月の赤ちゃんでも表情があり、顔マネもしますが、時に表情に乏しい赤ちゃんを見かけることがあります。


【1か月健診で無表情だった子どもの例】


母親は39歳、初産婦ですが、人工流産（染色体異常）の経験があります。

不妊治療（体外受精、胚移植）により妊娠が成立、妊娠高血圧症候群のため、帝王切開により在胎38週で、２８００グラムの女児を出産しました。

1か月健診に訪れたとき、子どもが無表情であったこと、追視が見られなかったことから、広汎性発達障害、あるいは反応性愛着障害を発症する可能性を考え、母子のフォローアップを開始しました。

このときの母親は、次のように語っています。

「赤ちゃんが泣くとドキドキします……」

「染色体異常で中絶した胎児と同時に採卵した卵子で妊娠したので、この赤ちゃんにも障害があると思い、夜眠れません……」

「中絶した子どもは見せてもらえず、夢の中に顔のない子どもがあらわれます……」

「赤ちゃんと視線が合わない、呼んでも反応がないので、子どもに障害があるのではないかと不安になります……」

自殺念慮も見られたため、産後うつ病と診断し、精神科医の協力を得て小児科外来で母子ともに診療を開始しました。

母親には月に一度の診察と内服治療をおこない、部分的に実家に帰り実母に助けられながら治療をしたところ、快方に向かったため、9か月後に内服治療は終了。経過観察として1年半が経過し、育児を楽しめるようになったといいます。

その後、第二子の女児が誕生。幸い産後うつ病の発症はなく、第二子は表情豊かでよくしゃべる女児となりました。

しかし、第一子の発達状況はいいとはいえず、発達評価では運動発達、社会性発達、言語発達のいずれも実際の月齢を下回りました。小学校入学後も物静かで、表情に乏しいまま経過しています。

このケースのように、産後うつ病の母親に表情がなくなると、子どもも表情なく経過してしまうことがあります。

生後2か月ごろまでは顔のマネをしやすい時期なので、育児をするうえで表情豊かであることが大切です。

なお、この母子の場合、治療期間を通じて父親の受診は一度もなく、まったく父親の話題が出ないことも印象的でした。

【3〜5か月……相互作用で信頼を深める時期】

5……笑顔で話しかけ、一緒にいろいろな遊びをしましょう

2か月が過ぎ、3か月に入ると、視覚もかなり発達し、聴覚よりも優位になります。そばにいるお母さんに強い信頼関係を結びはじめ、母親が笑顔を見せると、応えるようにして笑顔を返すようになりよく声を出して笑います。

周囲の人の表情などもよく見えるようになり、母親とそれ以外の人との区別がさらに強くなる時期です。

好奇心が盛んになってくるこの時期には、「いないいないばあ」の遊びをすすめています。

「いないいないない」では、お母さんが顔を隠すか、赤ちゃんの視線をさえぎり、「ばあ」と顔を出します。

目の前から消えたお母さんが、一瞬にしてあらわれるこの遊びは、「お母さんはいなくならない」「困ったときには、いつでもあらわれる存在」ということを学ぶ訓練にもなります。

「いないいないばあ」の「ばあ」のときは、必ず笑顔でいることが大切です。

もし赤ちゃんが不安になって泣いてしまったら、すぐにやめて、やさしく抱っこします。

このころは、それまでの受動的な反応とは異なり、赤ちゃんのほうから働きかけるようになります。

見つめ合いが顕著に増え、赤ちゃんは顔の表情を変えて、相手の表情を引き出そうとします。それに応えてお母さんが反応すると、さらに活発になっていきます。

「クーイング」と呼ばれる、アウアウ、ウーといったようなかわいらしい発声をするようにもなり、声も大きくなります。

これらの笑顔や発声も、大人が反応することで、さらに活発化します。

笑顔や「なあに？」などの反応が返ってくると、赤ちゃんは自分が大切にされている存在と感じます。こうしたことの積み重ねが、愛着を育み、自己尊重のはじまりとなります。

また、社会的相互作用も強化されているので、赤ちゃんからの働きかけにはしっかり応えるようにしましょう。

音や動きにも敏感になる時期です。語りかけながら、歌いながら、手遊びしたりスキンシップをとったりする遊びもいいですね。

抱っこしながらリズムをとったり、首がすわったら「たかい、たかい」などの遊びをすることも、相互作用を深めるいい運動になります。

5か月ごろまでは、相互作用を高めるために大切な時期です。

その期間は、できるだけ赤ちゃんのそばにいて、語りかけ、ふれあい、たくさんの関わりをもつようにしたいものです。

★★★

6

……いい睡眠のリズムをつくりましょう

また、この時期は、睡眠覚醒リズムが確立します。

神経と神経の絡みつくシナプス結合は、夢を見ながら眠っている状態のときにつくられます。

生後10週ごろから、まとまった睡眠が見られるようになるので、日が暮れたら部屋を暗くして、夜が明けたらカーテンを開けて光を入れましょう。

ここで大人と一緒に遅くまで起きていたり、質のいい睡眠を確保できなかったりすると、神経回路の形成がうまくいかずに、のちに学習上、行動上の問題を残すことが考えられます。

睡眠障害は、行動異常やアレルギー疾患の原因となることもわかってきています［図表5◆3］。

4か月ごろまでに、健全な睡眠パターンが出来上がるようにします。日の出とともに起き、暗くなったら眠るのが自然な睡眠サイクルです。

［図表5◆3］
睡眠障害により生じうる症状・疾患

◎感情のコントロールができない
◎肥満
◎免疫力の低下
◎アレルギー疾患の増悪
◎老化促進
◎性早熟
◎学力の低下、記憶力の低下

小学校入学までは、午後8時ごろまでに入眠するのが理想的です。もしなかなか夜に眠れない場合は、昼寝の時間を減らす工夫をしてみてください。

小学校高学年の成績上位者についての調査では、夜10時30分以降に就寝する生徒には、成績上位者がいないという報告もされています。

6か月～1歳……最も感覚能力が高まる時期

★★★

7……ハイハイできる場所を確保してゆっくり見つめましょう

6か月以降になると、聴覚、視覚をはじめとする感覚が最も鋭い時期に入ります。

この時期の赤ちゃんは、1000ヘルツと1010ヘルツの音を聞き分けたり、日本人の赤ちゃんでも英語のLとRを聞き分けたりすることができます。

非常にイメージ力が強くなるので、なんと暗算もできるようになります。

語学などの教育効果を狙うのであれば、生後6か月～1歳の時期を逃さないほうがいいでしょう。

この時期は、「ハイハイ」や「喃語《なんご》」が始まる時期でもあります。

ハイハイは手足を交互に動かして進む、高度な機能です。

先進国でハイハイは200～300年前に広まったと考えられています。

それ以前はハイハイできる場所がなく、ハイハイできるような衛生的な環境ができて、自由に手足が動かせるようになり、言葉の発達も含め知的活動に関わる脳機能が発達しました。

喃語は子音をともなう言葉です。「マンマ」「うまうま」「だあだあ」など、意味のない言葉を発します。

音が聞こえていない赤ちゃんには喃語は見られません。

赤ちゃんを寝かせてじっと観察していると、手足で反動をつけながら発声するようになります。

手足が自由に動かせる、安心してハイハイできる場所を確保して、ゆっくり見つめてあげましょう。

★★★

8

共感能力を高めるために、笑顔でやさしく話しかけましょう

第1章でも説明したとおり、ヒトやサルの脳には特定の行為をしているときに反応するニューロン（神経細胞）があります。

このミラーニューロンの働きにより、観察しただけでも直接同じ体験をしたようなイメージをもつことができます。いわゆる想像力、共感能力とも呼べるもので、ミラーニューロンの働きがあるからこそ、他者の行為の意図や感情などを想像し、理解できるといわれています。

新生児も模倣をしますが、新生児模倣が他者の行為の意図を理解しておこなっているかどうかは明らかではありません。

最も感覚能力が高いこの時期は、共感能力を育む最も重要な時期だといえるでしょう。

抱っこされているあいだ、母親の顔を見ながら、そのわずかな表情の変化を敏感に読み取ります。

お母さんの表情が豊かであればあるほど、赤ちゃんも表情豊かになります。ぜひ、やさしい笑顔で語りかけ、歌いかけてほしいと思います。

そうすることで赤ちゃんのミラーニューロンが発達し、ミラーニューロンを通じて、自分以外の他者の心の機微を感じられるようになっていくからでしょう。

6か月ごろの赤ちゃんはサルの顔の違いを識別する能力をもっていますが、その能力は、何もしなければ9か月ごろには失われます。顔のわずかな変化を敏感に察する時期です。

もし母親があまり構わず、とくにミラーニューロンが活発化するようなトレーニングをせずに放置されると、わずかな表情の変化による心の変化を識別する能力が低下する可能性があります。

★★★ 9 ……絵本の「読み語り」はとてもおすすめです

ミラーニューロンを働かせるには、擬声語・擬態語の多い絵本の「読み語り」も有効です。

たとえば「どんぶらこ、どんぶらこと桃が流れてきました」と語ると、ヒトは頭の中で「どんぶらこ」のシーンを想像します。

現実の世界には「どんぶらこ」という現象は存在しないのに、イメージすることが可能なのです。これは驚きの想像力です。

そうした赤ちゃんのすばらしい能力には、大人のほうが驚かされることも多いものです。

読み聞かせは、多くの親子の実体験により「感性を豊かにする」「親子のつながりが強くなる」といわれ、広まりました。本書の中では、読み聞かせを「読み語り」と表現しています。声に出して本を読むときの読み方は、読んでいる人の生きてきた人生に影響を受け微妙に異なるからです。当然「読み語り」がうまくできない人も出てきます。聞く側にも大きく影響します。

実際に、「読み語り」を聞いているときの子どもの脳は、感情の動きをつかさどる大脳辺縁系が活性化することがわかっています。

また、「読み語り」をする母親の前頭前野《ぜんとうぜんや》付近も活発に動きます。「読み語り」をしているとき、親は聞いている子どもの気持ちを想像しながら、表情や反応を見ながら読み進めていくからでしょう。前頭前野が活性化すると、気分が落ち着き、イライラしなくなります。

このような相互作用は、親子のつながりを強める非常に有効な手段となります。**早期教育の有効性も説かれていますが、それよりも親子のコミュニケーションを重視してほしいと思います。**

ただし、子どものときに「読み語り」をしてもらっていない親は、自分の子どもに「読み語り」ができないということもあります。その場合は練習も必要です。

私は「読み語り」の苦手なお母さんには、公文《くもん》式教室をすすめています。

公文式の先生方はほめ上手で、発達障害、情緒障害の子どもや家族の拠り所だと思っています。周産期センターのそばには「日本公文教育研究会 公文式水巻《みずまき》教室」があり、伊藤ゆう子先生をはじめとする読み聞かせ上手、ほめ上手な先生が大勢いらっしゃいます。

親も子もお互いが楽しみながら、笑顔で過ごせるといいですね。

★★★ 人見知りは心配しなくても大丈夫、だけど……

この時期には人見知りも始まります。

親との「基本的信頼」を強化していければ、いずれ親を「安全基地、母港」として船出し、さまざまな人たちと交流できるようになります。人見知りも自然としなくなっていきます。

しかし親からいつも恐怖を与えられているような場合、何でもないものや他人をひどく怖がります。母港にできる安全基地もないため、「見捨てられる不安」から、泣いて母親にしがみつく姿が見られます。これは、通常の人見知りとは違います。

ここで、7か月健診時に実際にあった子どもの事例を紹介したいと思います。

【7か月健診時に母親にしがみつき離れなかった子どもの例】

ある女の子は7か月健診時に表情がなく、診察しようとすると母親にしがみつき聴診ができませんでした。

母親は「母乳を与え、つねに抱っこしている」と語ります。

しかし、母親は診察中、一度も子どもを見ることはありませんでした。

母親、父親、子どもの3人暮らしで、実家も近いそうですが、実母のフォローはなかったようです。

たまに顔を合わせても、抱っこして母乳ばかり与えていることを非難され、「ときどき電話がかかってきては、なぜかわからないのですが、話の途中から怒鳴られます」といいます。

夫は帰宅が遅く、夫婦の会話は少ないそうです。会話はないのですが、食事のメニューや掃除の仕方については、毎日のように怒鳴られているといいます。

「つねに、夫に捨てられるのではないかと不安が頭をよぎり、子どもに集中できません」

「泣かれると、責められているような気がして、怖くてたまりません」

ここまでの話で、このお母さんは、完全に愛着に問題を抱えていることがわかりました。

外来でのフォローアップの必要性を説明しましたが、自宅が山間部にあり、交通手段がないことを理由に通院はしませんでした。私たちも外来に来られない方を無理に引っ張ってくることもできないので、そのまま月日が経ちました。

この親子が再来院したのは、子どもが3歳になったころです。

子どもは、おとなしく、表情に乏しい女の子に育っていました。

お母さんは困ったように話しはじめました。

「幼稚園に通わせたいのに、泣いてしがみついて登園できないのです。先生、どうにかなりませんか」

「私は相変わらず、子どもの泣き声が怖いんです」

治療の一環として、まず、子どもに絵本の「読み語り」をすることをすすめました。しかし、お母さんは「はい」と答えはしたものの、いっこうに始める気配はありません。

「しようとは思うのですが、忙しくて、なかなか……」と気まずそうに話します。

このお母さんは、通院も予定どおりにできませんでした。

前回の診察時に約束した予定の日時に来院できず、予定以外の日に突然来院して、診察の順番を守らずに診察室に飛び込んできて、1時間以上話しつづけたことがありました。

その後しばらく来院がなく、さすがに尋常ではないと判断し、保健師の訪問も試みましたが、うまくいきませんでした。訪問1回目で、お母さんは保健師と激しく衝突してしまったのです。

結局、その女の子は幼稚園の年長になってもほとんど登園できず、母親にしがみついたままです。

また、年齢よりもはるかにやせているので、お母さんに詳しく話を聞くと、どうやらその子は少食で、ほとんど食事を食べないのだといいます。

育ち盛りの子どもが、病気もなくやせ細るほど少食ということは通常ありえません。明らかに育児放棄か摂食障害です。

その後、幼稚園の先生、園長、母親、児童相談所職員、小児科医で今後の方針について何度か相談会を開きました。

しかし、母親自身の乳幼児期の問題、また、夫との問題が大きすぎて、改善策を提案するにいたりません。

あとになって、そのお母さんは、境界性パーソナリティー障害および抑うつ状態の診断で、精神科の入退院を繰り返すようになりました。のちに離婚となり、父親も世話を放棄したために、子どもは児童施設に入所しました。

女の子は、施設内で頻回に性的暴行を受け、中学2年生の段階で、リストカット、視覚異常、解離症状が激しくなり、再度通院治療をおこなっています。


いたたまれないケースですが、これは愛着に問題のある母子の典型的ともいえる例です。

子どもの養育環境は急に変わることがないので、7か月健診のときにひどく怖がる子どもは注意が必要です。

残念ながら、ここで誰も気づかなければ、その後も環境は変わることなく続きます。

しかし、母子を守る作業には答えはありません。

症例ごとに最善策を考え提案するのですが、私たちはあくまでも寄り添い、提案することしかできません。環境を変えるのは、本人の気づきと努力でしかできないことなのです。

10……記憶が形成されはじめる時期なので、たくさんの経験を積み重ねましょう

1歳を過ぎるころには、脳の基礎的な神経回路はほぼ出来上がっています。生まれたときに380グラム程度だった重量も、800〜900グラムほどになっています。

このころから、知能や体力など、赤ちゃんの個人差が大きくなってきます。さらに多くのコミュニケーションで、たくさんの経験を積み重ね、脳に刺激を与えていきましょう。

この時期までに、恐ろしい思いや不安、強いストレスを与えられることなく育った子どもは、情動に関わる「扁桃体《へんとうたい》」や、記憶とストレスに関わる「海馬《かいば》」が傷つくことなくほぼ完成に向かいます。

恐怖を与えられない適切な環境で養育を受けると、そのまま感情豊かな幼少期を過ごすことにつながります。

親から守られることで他者と接する心地よさを経験すると、親以外の他者との関わりをもとうとしたり、関わることでポジティブな感情になったりするのです。

また、感情豊かであることは、記憶とも関係しています。

感情をともなう記憶は、長期記憶として残りやすくなります。

たとえば、記念日にごちそうを食べてとても嬉しかったことはよく覚えていても、数日前に食べた昼食のメニューはすぐに忘れてしまいます。同じように、怒られて恐怖を感じたときにも、怒られたことを覚えています。しかし、理不尽に激しく怒られると、怒られた恐怖心だけが後々まで心に刻みつけられます。

この記憶の働きも、シナプス形成によるものです。

シナプスには、繰り返しの学習によって使われたシナプスが残る「長期増強」と、運動の練習中などに失敗して、そのときに使われたシナプスが消えていく「長期抑制」の2つの形があります。

記念日の食事の話のように一度の刺激でも強く心に残る記憶もありますが、繰り返しの学習により形成された神経回路は、わざわざ考えたり思い出したりしなくても、条件反射的に想起されます。

五感によって得られた刺激が長期増強となり、その子の能力として伸びていきます。

また、感情豊かな子どもは、自分の好奇心のもとにさまざまな遊びをして失敗を繰り返しながら、長期抑制によって器用さや運動能力を獲得していきます。

★★★

11

子どもの行動を見守り、助けを求められたら、手を差し伸べましょう

個人差はありますが、10か月から1歳を過ぎたあたりから、立ち上がって歩けるようになってきます。

この時期までに愛着がきちんと結ばれている赤ちゃんは、さまざまなものに興味をもち、好奇心のままに探求を始めます。途中で不安になると、お母さんのもとへ戻ってきて安心感を覚え、また、さらに冒険をするのです。

このとき、「お母さん自身も心配になるのでは?」と思う方も多いでしょう。

しかし、**「母性脳」になっているお母さんは、恐怖を感じる扁桃体が安定しているので、子どもが少々冒険しても不安をあまりもたなくなります。子どもの自主性を尊重でき、困ったときにだけ手を差し伸べるように待てるようになっていくのです。**

一方、「女性脳」のままのお母さんは、扁桃体が過剰に反応することがあるため、必要以上に心配します。

何でも「危ないからダメ」と親が先回りして必要以上にガードしてしまうと、子どもは失敗ができなくなります。しかし、先に述べたように、運動に関わる手続き記憶は、失敗することが大切になります。

もちろん、本当に危険な行動や、反社会的な行動につながるような環境にはしてはいけません。この時期は言葉による説明の内容は記憶に残りにくいので、「言って聞かせる」ことは難しい時期です。

最低限の安全確保は親のつとめですが、この時期は、日常生活の中で、子どもが何かを「したい」「自分でできる」といったときは、ダメといわず、少し難しい課題を与えて、一緒にやりましょう。そして、成功したら、よいところを描写して、ほめましょう。

親がほめ上手になることで、子どもの能力は高まります。ほめれば自信がつき、さらに同じ行動や、より高度な行動をとるようになります。成功体験を繰り返すほど、能力は強化されます。

もし失敗して泣いて戻ってきたときは、温かく迎えましょう。

第6章

ますます愛着が深まる2歳以降の上手なコミュニケーションのとり方、9のコツ

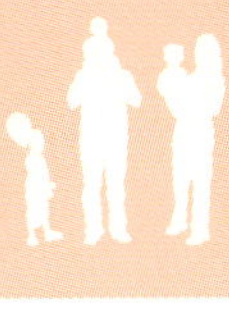

【2〜3歳……「完全な助け」から「支援」の時期へ】

12 ……子どもをひとりの人間として尊重するようにしましょう

2歳ごろまでを「完全な助けが必要な時期」とすると、2歳以降は「支える時期」に入ります。見かけ上の主導権は子どもに変わります。

それまでの相互作用がうまくいき、愛着が形成できていると、母子分離不安が半減して、自らの力で何でもしよう、何でもできると船出していく時期です。

これまでの親子の関係に問題がなければ、見かけ上の主導権は子どもにありますが、子どもは母親のてのひらの上の孫悟空状態です。

失敗することがよくありますが、間違っても「だから、いったでしょ！」などと叱ることは避けましょう。

もしそのような言い方をしてしまうと、子どもは自信をなくし、自己不全感をもち、新たなチャレンジを恐れ、萎縮します。

自己不全感を植え付けられ、そこから逃れられなくなると、のちに他人を操り、操ることで全能感を獲得しようとする「いじめ」の加害者になることがあります。

遊びやお手伝いなどの行動面だけではなく、精神的な側面からも、この時期から子どもをひとりの人間として尊重すると、自分は認められた大切な人間だと思えるようになり、自己尊重が見られます。

もし何かに失敗して泣いているときは、「どうして泣いているの？」と聞いてみましょう。

お母さんは子どもの話を決して否定せず、よく聞いてあげます。

うまく説明ができなくても急かさず、ただひたすら待つ練習をすることも親に必要なことです。

13 ……子どもが自分で言葉を見つける前に、先回りしてはいけません

忙しいときに子どもがグズグズしていると、多くのお母さんはつい子どもを急かしてしまいます。

しかし、急かされた子どもは萎縮して、自分の意見をいえない子になります。ガミガミいわず、できるだけ感情を言葉にして表現させるようにします。

そうすることで、前頭前野《ぜんとうぜんや》が発達して、感情と理性の統合を促し、セルフコントロールと自己表現を学習します。

よくないのは、お母さんが何でも先回りしてしまうことです。

「こう思っているんだよね？」

「そんなこと思うわけがないよね？」

「本当は○○がしたかったんでしょ？」

などと、子どもが自分で言葉を見つける前に、待ちきれずに誘導して自分の価値観を押し付けてしまうことは避けましょう。

これも「女性脳」のお母さんに多い傾向です。子どもを自分の一部（延長）として考えているので、ひとりの人間として尊重できていないのかもしれません。

自我が未発達の段階では、子どもは「お母さんがそういうなら、そうなのだろう」と思います。

成長の過程でその押し付けに不自然さを感じ、反抗して親離れができればいいのですが、そうではない場合、「親の考えが自分の考え」のまま、自我のあいまいな（＝依存的な）大人になるかもしれません。

そうならないためにも、幼いうちから「自分はどう思っているのか」「何を感じているのか」を意識的に探る訓練をしましょう。

親には、子どもの感情や子どもの人生に対する決定権はありません。あくまで、子どもが自分の力で育っていくための適切な手助けをしていければいいのです。

「忙しい」という漢字は「心を亡くす」と書きます。待つことが大切です。

★★★

14

「いやいや期」には、同じ目線で一緒に問題を考えましょう

母子分離不安が半減する2歳を過ぎたころに第一反抗期に突入します。いわゆる「いや」「ダメ」「自分でする」といいはじめる時期、「いやいや期」です。

2歳後半から3歳のころは、言語に関連した脳領域の神経回路が増加する時期なので、言葉の発達が急速に進みます。

母親から離れ、母親以外の友達や兄弟と、自己主張したりされたりしながら、我慢することも覚え、人間関係の基礎をつくる時代に入っていきます。

この時期から、子ども同士で全身を使った遊びをすることで、さらに発達が進みます。子ども同士の衝突や喧嘩はしょっちゅう起こるでしょう。このときの関わり方もとても大切です。

もし、子どもがイライラしていたら、気持ちが収まるまで待って、子どもの目線まで腰を落として、「どうしたの?」と聞いてみましょう。

もし子どもが間違ったことをしたときは、頭ごなしに否定したり、威圧的な接し方をし

たりはせず、まずは子どもの言い分をよく聞くこと。

それから、なぜその言動がよくなかったのかを、一緒に考えましょう。教え諭すのではなく、子どもが自分で気づくように質問形式にするといいでしょう。

「どうして物を投げたの?」

「なぜそういうことをいったの?」

そして、子どもがきちんと話せたら、ほめてあげましょう。

★★★

15……怒るのではなく、上手に叱りましょう

例外は、他人に迷惑をかけたときや、自分や他人を危険にさらす可能性がある言動をしたときです。

そのときは、**それがなぜいけないのかを伝え、きちんと叱ります**。

たとえば、友達に対して意地悪をしたときは、

「〇〇ちゃんがいやな気持ちになるから、そういうことをしてはダメ」

などといい、人の多いところで騒いだときは、
「まわりの人に迷惑になるから、やめなさい」
というように、**相手の立場を考えさせる伝え方**がいいでしょう。
ただし、長々とお説教をするのは逆効果です。

長々とした説教は、親が感情をぶつけているだけです。聞き分けがないからといって叩いたり、叱るときは、60秒以内で簡潔に伝えましょう。子どもの話を聞かずに頭ごなしに叱ったりするのは絶対に避けます。

子どもは叩かれると、前頭葉《ぜんとうよう》に傷がつきます。すると、感情が不安定になったときに前頭葉による感情のコントロールがつかなくなり、思春期以降キレるようになる可能性があります。

また、この時期につねに激しい口調で叱られていると、大脳の優位半球の側頭葉に傷がつきます。とくに言葉を話すときに片方の脳しか使わない男の子は、聞くこと、話すことが下手になります。

この時期の「不適切な養育」は、幼児期前後の言葉の発達に悪影響を及ぼし、思春期の暴走にもつながるのです。

もうひとつ重要なのは、子どもといつも同じ基準で対応することです。

とくに女性は性周期などによるイライラがあり、一定の基準を保つことができない場合があります。

同じことをして許されるときと許されないときができてしまうと、子どもはいつも母親の機嫌をうかがうようになり、善悪の価値判断が母親の気分次第になってしまいます。

しつけは親と子が同じ感情を共有しておこなわれるものです。客観でも主観でもない、間主観的な親子が共有する感情です。親が激昂し、感情の高ぶりを子どもにぶつけると、それはしつけではなく虐待です。

自分のイライラを制御できないお母さんは愛着の問題を抱えている可能性が高いので、小児科外来では、子どもの情緒障害の治療のため、母親にも慎重に内服をすすめることがあります。

3歳以降……成長するにつれて愛着が深まるように

ここからお伝えすることは、厳密に「3歳以降」というわけではありません。赤ちゃんのころから、幼少期、思春期、そして成人したあとのコミュニケーションとしてもヒントにしていただければと思いながら書いていきます。

★★★

16

……視線を合わせて、ほほ笑み合う習慣をつけましょう

どんなときでも、子どもの視線に気づいたら、やさしく笑って、その視線を受け止めるようにしましょう。

そうすると子どもは、「いつも自分を見ていてくれる」という安心感を覚えます。

話しかけるとき、話している最中も、お互いに目を見るようにします。そうすると、人の心を感じる能力も発達していきます。

視線を合わせたときに、ほほ笑み合うことができれば、さらに効果的です。

笑顔は、人間関係を円滑にする重要なツールです。

「受け入れてもらっている」

「ここにいてもいいんだ」

そういった安心感が得られます。それは大人でも同じです。

さらにほほ笑み合うことは相互性の体験でもあり、共感能力を育みます。

自然に笑顔が出てくればいちばんいいのですが、なかなか笑顔になれないときもありますよね。そのときは、「笑顔のふり」でもいいのです。口角と頬の筋肉を引き上げ、目元をゆるめてみてください。

そうして笑顔をつくることで、幸福感や安心感をもたらす「セロトニン」という脳内物質が活発につくられるようになるといわれています。

人は楽しいとき、嬉しいときに笑顔になりますが、それだけではなく、笑っているうちに楽しい気分が増していくのです。

17 いい行動を見つけて、適切にほめましょう

欲求が満たされたときや、満たされることがわかったときに活性化し、「心地よい感覚」を与える脳神経系のことを「報酬系」といいます。

報酬系の働きは、学習や環境への適応において、とても重要な役割を果たします。

たとえば「この仕事が終わったら、ボーナスがもらえる」というような長期的な報酬を予測すれば、疲れや空腹などの短期的欲求を抑えて、仕事を優先できるようになります。

子どものうちは報酬系を働かすことに慣れておらず、長期的な報酬を予測することもできません。「これを我慢すると、将来よいことがある」と考えるのが下手なのです。

つまり、子どもは目先のことしかわからないので、我慢できなかったことを叱っても逆効果になりかねません。

我慢できなかったことを叱るよりも、我慢できたことをほめるほうが効果的です。ほめられたことによって報酬系が働くようになり、子どもは我慢することを覚えます。

さらに見つめられ、ほほ笑まれると、子どもの脳でドーパミンがつくられて報酬系が活性化し、子どものやる気が高まります。

また、我慢することによって感情のコントロールを身につけ、前頭葉が鍛えられていきます。

ほめるときは、具体的な行動を描写しながら、ほめるようにしましょう。「自分のした行動の、どこがよかったのか」が明確にわかると、子どもはどんどん同じ行動を繰り返すようになります。

また、子どもがほめられたいと思っているところをきちんとほめれば、子どもは自己肯定感を身につけ、さらにやる気を高めていきます。

ほめどころを上手に探し、やみくもにほめることは避けるのが大切です。

このとき、その行動が、親自身や家族を含む他者（友達やまわりの人）にとって、どういい影響があったのかまできちんと説明します。そうすることで、子どもは肯定的な自己イメージをつくるほか、行動の善悪を覚えていきます。

何かが上手にできたとき、他者に対して思いやりをもった行動をしたときには、小さなことでもどんどんほめましょう。

たとえば、

「上手に○○ができたね、すごいね」
「遊んだあとに、ちゃんとお片づけをしていい子ね、お母さん嬉しいな」
「お友達におもちゃを貸してあげて偉いね、喜んでいたと思うよ」
「約束したとおりにやってくれて助かったわ、ありがとう」

こうして子どもをほめることは、お母さん自身が自分をほめることでもあり、親自身の成長にもつながります。

自分が子どものときにほめられていないお母さんは、子どもも他人もほめることが苦手な場合が多いのですが、こうして意識的に変えていくことができます。

もしほめることに抵抗がある場合でも、「笑顔」と同様に、まずは形から入っていきましょう。

18

約束したことは必ず守りましょう

「お手伝いをしてくれたら、遊びにいってもいいよ」

「誕生日には○○を買おうね」

親としては、何気なく口にしたことで、うっかり忘れてしまうことがあるかもしれません。しかし、約束したことは、必ず守るようにしてほしいと思います。

子どもとの約束を破ることは、心理的虐待の最たるものです。できない約束はしないこと。約束をしたら、守ること。これは、大人同士であっても、集団生活を送る人間関係のベースです。

愛着に問題を抱えたまま育つと、大人になっても、できもしないことを安請け合いしてすっぽかしたり、平気でウソをついて約束を破ったりするようになります。

親に「約束」を守ってもらえないと、約束の重要性を学べなかったり、親と同じように、その場しのぎのウソをつくことに慣れてしまうせいかもしれません（だから、約束したこともすぐに忘れてしまいがちです）。

しかし、「次の休みに家族みんなで遊園地に行こう」と約束したものの、急な仕事が入ってしまい、どうしても約束を守れない場合もあるでしょう。

子どもは親との約束を、とても楽しみに待っています。

大人でも、予定したよりもボーナスがカットされたらやる気を失いますよね。子どもは約束が破られると、それ以上に報酬系がダウンして働かなくなり、がっかりします。泣いてダダをこねることもあるでしょう。

そこで「わがままをいうな」などと叱るのは論外です。

本当に仕方のないときは、きちんと謝って、理由を説明します。

そして、どんな理由があったにせよ、子どものショックは大人よりもはるかに大きいことをよく覚えておいてほしいと思います。

楽しみが大きければ大きいほど、子どもの報酬系はダウンしてしまい、それが繰り返されると、「どうせ今度もダメなんだろう」とドーパミンが低下して意欲がわきにくくなります。

★★★

19 ……「甘やかし」ではなく「甘えを許す」ようにしましょう

保護者の方を見ていると、「甘やかし」と「甘えを許す」ことを混同して考えている人が多いようです［図表6◆1］。

［図表6◆1］
「甘やかし」と「甘えを許す」の違い

甘やかし

◎親主体
◎望む前に与えられるから、ものが与えられても心は満たされない
◎過剰に与えられるため、飢えや渇きを知らず、耐性を獲得できない
◎困ったときに助けてもらえないので、自分でなんとかしなければならないと学習する

甘えを許す

◎子ども主体
◎望んだときに与えられるから、心が満たされる
◎不必要なものに対しては我慢できるようになる
◎困ったときに守られる、助けてもらえると学習する

「甘えを許す」は、子どもの意思が主体となっています。

「お母さん、さみしいから抱っこして」というとき、「いいよ、おいで」という、子どもが困ったときの助け、愛着そのものです。

そういうと、何でもかんでも子どものいうことを聞けばいい、甘やかして育てたほうがいい、と短絡的に考えてしまう親御さんが少なくありません。

一方、**「甘やかし」は親の意思が主体となっています。**

こちらは、子どもの欲求をおもんぱかっているわけではありません。

「お母さん、さみしいから抱っこして」といったとき、たとえば「お母さんは、夕食の準備で忙しくて手が離せないの。冷蔵庫のアイスク

リーム食べていいから、テレビでも見ていて」と子どもがほしいものとは別のものを与えます。

この子はどうなるでしょうか？

最初はしぶしぶ、アイスクリームを食べテレビを見て過ごします。

しかしそのうち、母親との接触よりも、アイスクリームのおいしさ、テレビの面白さでさみしさを紛らわすことを覚えます。

これが繰り返されると、「さみしい」と感じたとき、「人と接する心地よさ」ではなく「食欲」や「物欲」「娯楽」「刺激」などを欲するようになります。さみしさを紛らわす方法として、間違った学習をしてしまうのです。

実際に、ヒトは高カロリーの油脂を食べたとき、脳内麻薬とも呼ばれる快楽物質「βエンドルフィン」が大量に分泌されるという研究報告もあります。

親としては、お菓子を与えておけばテレビを見ながらおとなしくしているので好都合です。このような場合のおやつやテレビが「甘やかし」です。

そのうち子どもは、満たされない思いを埋めるために摂食異常に陥るかもしれません。あるいは親と遊んでもらえず、おもちゃを買い与えられて、遊んでいるうちに、子どもはさらに面白いおもちゃを欲求するようになります。

そして「甘やかし」の親は、子どもがおとなしくなるのならと、いわれるままに次々におもちゃを与えてしまい、子どもはさらに人間関係が苦手になるかもしれません。

子どもがひとりでさみしさを紛らわす習慣をつくってしまう前に、適切な「甘えを許す」行為で、困ったときに助けを得られる心地よさを教えましょう。

★★★

20 ……安心して過ごせる環境を整えましょう

子どもが安心して過ごせる養育環境の理想は、次のとおりです。

◎両親が精神的に安定していて仲がいい
◎健全かつ衛生的な環境
◎養育に必要な経済状態が備わっている

安心して過ごせる環境を整えることに関しては、お父さんが重要な役割を担っています。

本書においても、ここまで母親の重要性にスポットがあたりがちでしたが、パートナーの存在は、育児をする母親にとって非常に大切です。

お父さんは、妻が安心して育児に専念できる環境をつくり、できるだけ子育てに参加するようにしてほしいと思います。

オキシトシンの、女性に対する作用と、男性に対する作用は、都合よく異なっています。**女性にオキシトシンが作用すると、子どもを守ろうとしますが、男性にオキシトシンが作用した場合は、仲間を守ろうとします。仲間の最たるものが家族です。**

アメリカに生息するプレーリーハタネズミは、一夫一妻制をとります。しかし、プレーリーハタネズミから神経内分泌ホルモンであるオキシトシンと、構造のよく似たバソプレッシンの分泌を止めると、ハタネズミに特徴的な一夫一婦制の行動は消失してしまいます。

陣痛や授乳のない男性ではオキシトシン分泌の機会は少なく、子どもができたからといって、すぐに子ども第一になれるわけではありません。

しかし、女性も男性も、性行為時の皮膚接触やオルガスムス時にオキシトシンが放出されます。これは直接に親子の愛着に関わるものではありませんが、「愛情ホルモン」「信頼のホルモン」とも呼ばれるオキシトシンが多く放出されれば、夫婦のパートナーシップが強化され、家族の絆が深まることは間違いありません。

セックスレスになると、相手の下の世話をするのが苦痛になり、熟年離婚が増える傾向にあるという研究結果も報告されています。その傾向はとくに女性に強いようです。

夫婦円満であることが、子どもの育つ環境に大きなプラスの影響を与えることはいうまでもないでしょう。

夫婦の愛着は「パートナーシップ」と呼ばれ、双方向性です。お互い助けたり助けられたりして成り立っています。

父親が母親を尊重し、母親が父親を尊敬し、思いやりややさしさにあふれた家庭であれば、その姿を見た子どもは自然と、その中で愛着を学んでいきます。

父母の関係性が安定していることが、子どもに安心をもたらし、愛着を深めるのに最適な環境です。

★★★

年子の兄弟姉妹をもつお母さんが気をつけたいこと

繰り返しになりますが、歯が生えそろい、自分で何でも食べることができ、脳の重要な部分が出来上がる2歳までは、完全に母親の助けが必要な時期です。

医学が発達する前には、上の子どもが2歳0か月を迎える前に下に子どもができると、まだまだ上の子どもに手がかかる時期のために、下の子どもは生きていけなかった時代が続きました。

兄弟の年齢差が2歳0か月以上離れていない場合は、できれば母親の実母、すなわち祖母の助けがあったほうがいいでしょう。

実母、つまりお母さんのお母さんは、同じにおいがするようです。また、あやし方や揺らし方のリズムなども似ているため、子育てを頼るのにいちばん適切な存在です。

母親がひとりでがんばっていても、上の子どもにまだ手がかかるため、下の子どもは母親との距離ができてしまい、発達が変わってしまうことがあります。

お母さん自身、次のような訴えをすることがよくあります。

◎上の子どもとはうまく接することができたのに、下の子どもには違和感がある
◎下の子があまりかわいいと思えない

当然、この逆もあります。

このような場合、「成績優秀な姉と、不登校の妹」「誰にでもうまく接することのできる兄と、学校で暴れる弟」というような違いがはっきりと見られる傾向があります。情緒障害の子どもの外来で、とてもよく出会う問題です。

ここでも、実際のケースを紹介しておきます。

【年子の兄弟の実例】

思春期になり学校で暴れたAくんには、近所でも評判になるほど優秀なお兄さんがいました。ふたりの年齢は1歳1か月しか離れていませんでした。

母親はひとりで育児をしていました。

父親はまじめに働き、経済的に恵まれていましたが、その分母親は、自分は誰にも

頼らずに、がんばって育児をしなければならないと考えていたようです。

実母との関係も悪くはなかったのですが、物理的に離れているために、たびたび世話を手伝ってもらうことはできなかったようです。

兄は母乳で育てられていましたが、よく泣く赤ん坊でした。

一方、Ａくんはおとなしい、手のかからない子どもだったといいます。そのため、手がかかる兄に比べ、弟であるＡくんには十分に母乳を与えることも、ふれあうこともできませんでした。

小学校にあがり、ふたりともサッカーをするようになります。

兄は勉強もよくできサッカーもいい成績をあげ、礼儀正しいということでも、近所の人たちからよくほめられていました。

しかし、Ａくんは成績はパッとせず、サッカーの練習も休みがち。やや多動の傾向があり、人が嫌がるようなことをよくするので、評判はよくありませんでした。

さらに中学に入ると、喫煙しているところを見つかり、両親から激しく叱責されたのちに不登校となります。

当院へ来院されたのは、そのころです。喫煙の治療も兼ね、両親に付き添われてやって来ました。

Aくんは診察室に入ると静かに座りました。そのとき、少し嬉しそうな表情をしていたことをよく覚えています。

そう、その日は、Aくんがはじめて家族の中で主役になれた一日だったのです。

カウンセリングの回数を重ねるうちに、次第に笑みがこぼれるようになったので、私はAくんにこう尋ねました。

「お母さんに、捨てられるかもしれないと思っていたのでしょう?」

Aくんは、静かにうなずき、ポロポロと涙を流しました。

実際に、Aくんのお母さんは、Aくんと一緒にいると、息苦しさを感じるといいました。

しかし、兄ばかりに構ってAくんに苦痛をもたらしていたことを認め、反省し、Aくんとの接し方を変えるトレーニングをすることになりました。

具体的には、両親ともに決してAくんの言動を否定せず、できるだけそばにいて、すべてを受け入れる練習をしてもらうことにしました。

並行してAくんに外来で通院してもらい、内服薬を併用して禁煙治療をおこないました。

半年ほどで母親のAくんに対する息苦しさは改善し、ほぼ同時に、Aくんの喫煙は止まり、学校にも通えるようになりました。

このように、年子で下の子に手が回らず、思春期に入ってから問題が表面化する例は枚挙にいとまがありません。

このお母さんは、父親である夫との関係もよく、ご自身の幼少期の問題が少なかったので、比較的早い段階で快方に向かいました。

年子であっても、実母や助産師などから育児の助けを得られていれば、Aくんの問題行動は起こらなかったかもしれません。

私はつねづね、助産院のように、お母さんが子どもを抱っこして気軽に集まれる場所が増えることを願っています。

私が理事をさせてもらっている日本女性生涯支援協会では、助産院をつくり、お母さん方が集まれる場所を広げています。また、「みずまき助産院 ひだまりの家」で「読み語り」活動をしてくださっている、日本公文《くもん》教育研究会の先生方の教室も、子どもを抱っこした母親が集まれる場所になりつつあります。

そもそも育児は、社会全体でおこなうものでした。

お母さん方が育児で孤立せずにすむような社会になっていけば、愛着に問題を抱えるお母さん、実母に頼れないお母さんであっても、安心して子育てができるようになります。そうすれば、子どもの愛着障害も減っていくはずです。

私たち医療従事者もその輪の一員として、できるだけのことをしていきたいと思っています。

おわりに

かつて、新生児医療の現場の最優先課題は「どう命を守るか」でした。

しかし、生存率が確実に高まったことで、この20年ほどのあいだに新たな問題が浮かび上がってきました。

必死にこの世に生まれてきた赤ちゃん。

その輝かしいまでの生命力で、危機を乗り越え成長する赤ちゃん。

そんな赤ちゃんとの対面を最も心待ちにしているはずのお母さんが、赤ちゃんと向き合えない、子どもを愛せないという問題が増えているのです。

「子どもをかわいく思えない……」

「子どもの世話をしたくない……」

「下の子を産んでから、上の子がかわいく思えなくなった……」

「もっとしたいことがあったのに……」

そんなふうに、自分の子育てや子どもとの関係に悩むお母さんたちが、残念ながらこの二十数年ほどで、とても多くなったと感じています。

なぜ母子にこうした問題が増えてきたのか。いえ、増えてきたのではなく、さまざまな命と出会い、新生児とその家族を見つめているうちに、私自身が気づくようになっただけなのかもしれません。

およそ300万人の命が奪われた第二次世界大戦終戦後、日本は歴史上、類を見ないほどの経済発展を遂げました。

しかし、その復興の陰で、子どもに目を向ける時間は確実に減ってしまいました。第一次産業の衰退と比例するように、地域全体で子育てをするという考え方は崩壊していき、親と子どもは日中、離れて過ごさざるを得ない環境となりました。

そのようにして育てられた子どもは、自分が親になったときに、子どもを置いて仕事に出かけることに何の疑問も抱かないはずです。そうして、経済大国となった日本は、「経済力」の代わりに「育児力」を失ってしまったように思うのです。

戦時中、死を覚悟して突撃した特攻隊員の手記には、幾度も「お母さん」の言葉が出てきます。

よく日本は無宗教だといわれますが、それは、子どものそばにいつも助けてくれる母がいたからだと私には思えてなりません。

現在、少子化が強く問題視されています。これはとても重要な転機に違いありません。私たちはいま、「経済力」よりも「育児力」を見直す段階に来ているのだと思います。実の親だけでなく、地域社会全体で、子どもが健やかに育つことのできる環境を整え、子どもたちと過ごす時間を見直さなければなりません。

そうして次の世代を残し、護り育むこと、それが私たちの美しい日本を護っていく唯一の手段と感じています。

出版にあたっては、さまざまな方にご協力をいただきました。

本書を企画・編集してくださった東洋経済新報社の中里有吾さん、原稿をまとめる手伝いをしてくださったライターの藤崎美穂さんに厚くお礼を申し上げます。3年がかりでようやく1冊の本にまとめることができました。

最後に、私がいつも胸に抱いているこの言葉を紹介して、筆をおきたいと思います。

お母さんがしあわせなとき、

赤ちゃんはほほえむ。

赤ちゃんがほほえむとき、
お母さんに至福のときが訪れる。
互いの瞳に映る自らの姿を見つめ、
必要とされること、信じることを知る。

2013年7月

白川　嘉継

著者紹介

1959年、福岡県生まれ。産業医科大学医学部医学科卒業。医学博士（小児科学）。福岡新水巻病院周産期センター長。小児科医師。みずまき助産院ひだまりの家顧問。日本女性生涯支援協会理事。

産業医科大学新生児集中治療室医長、同大学小児科学講師、福岡看護専門学校水巻校長等を歴任。

専門領域は小児科学、とくに新生児学。25年以上にわたり、小児科医師として、新生児、未熟児の医療、発達障害児、情緒障害児の医療に携わる。とくに新生児の健診では4万7000人以上に携わり、面接した家族は2万2000家族を超える。

医療関係者のみならず、助産師や保育士、教育関係者からの支持も厚く、幼少期の養育環境と子どもの発達をテーマにした講演会を、全国で数多く行っている。

本書の内容についての問い合わせは、下記までお願いいたします
sy_keizai@yahoo.co.jp

人生の基盤は妊娠中から3歳までに決まる

2013年8月15日　第1刷発行
2017年1月4日　第9刷発行

著　者　白《しら》川《かわ》嘉《よし》継《つぐ》
発行者　山縣裕一郎

発行所　〒103-8345
東京都中央区日本橋本石町1-2-1　東洋経済新報社
電話　東洋経済コールセンター03(5605)7021

印刷・製本　ベクトル印刷

Printed in Japan　ISBN 978-4-492-04509-1　http://toyokeizai.net/